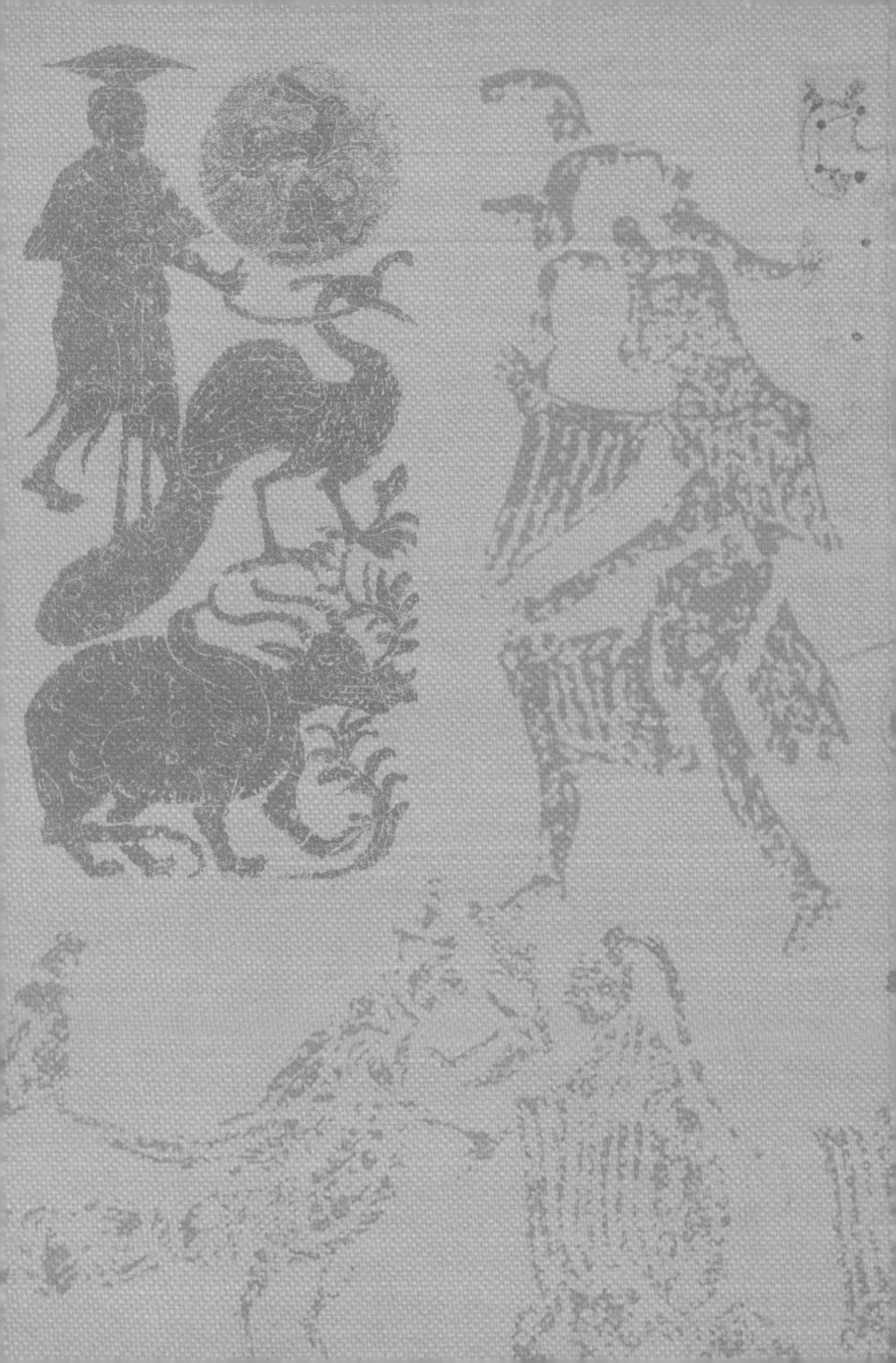

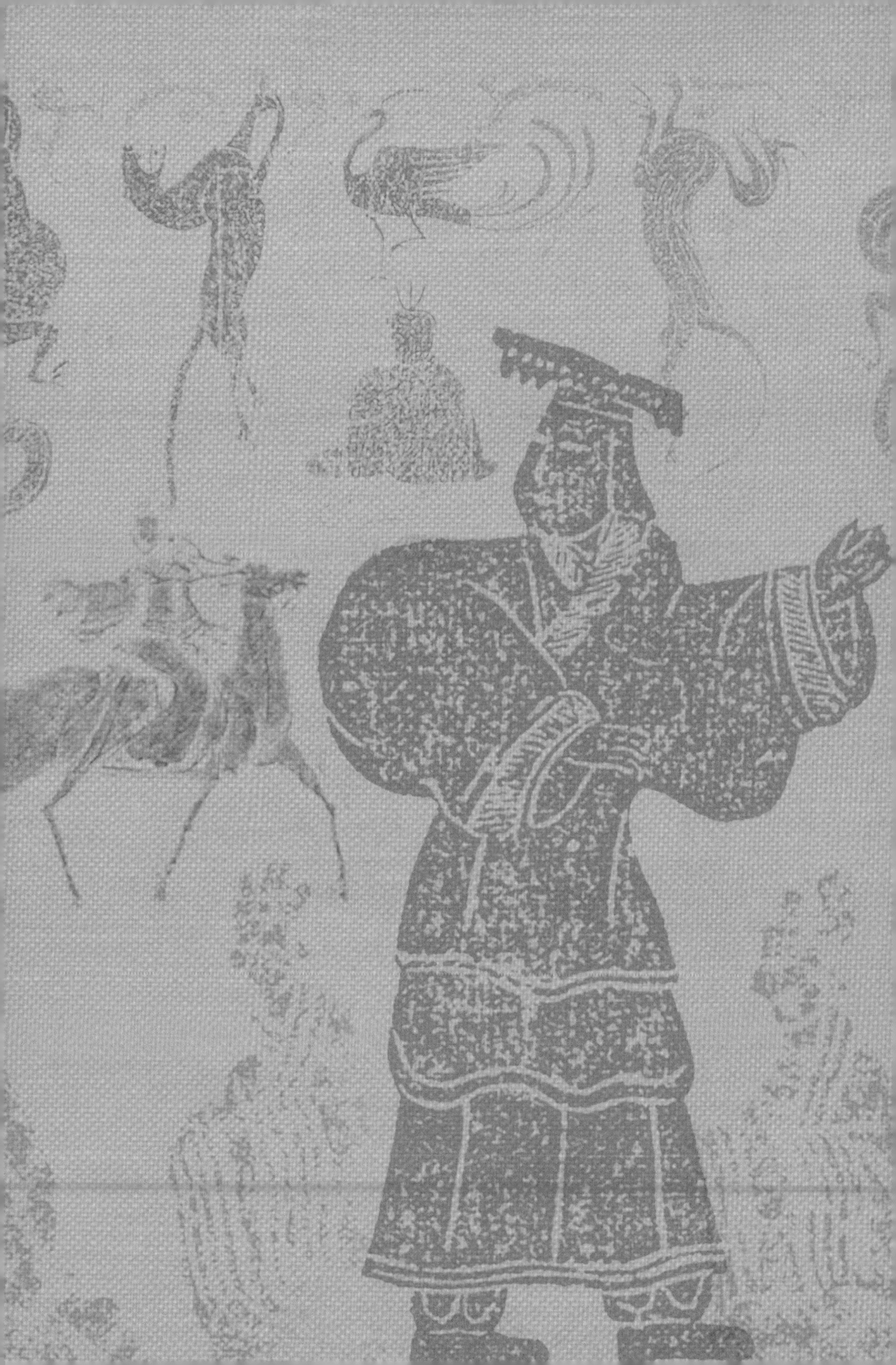

中国古医籍整理丛书

外科活人定本

明·龚居中　著

张英强　刘　川　校注

中国中医药出版社

·北　京·

图书在版编目（CIP）数据

外科活人定本／（明）龚居中著；张英强，刘川校注.—北京：中国中医药出版社，2015.1（2020.12重印）

（中国古医籍整理丛书）

ISBN 978-7-5132-2207-5

Ⅰ.①外…　Ⅱ.①龚…　②张…　③刘…　Ⅲ.①中医外科学-中国-明代　Ⅳ.①R26

中国版本图书馆CIP数据核字（2014）第284004号

中国中医药出版社出版

北京经济技术开发区科创十三街31号院二区8号楼

邮政编码 100176

传真　010 64405750

廊坊市祥丰印刷有限公司印刷

各地新华书店经销

*

开本 710×1000　1/16　印张 14.25　字数 141 千字

2015 年 1 月第 1 版　2020 年 12 月第 2 次印刷

书　号　ISBN 978-7-5132-2207-5

*

定价　45.00 元

网址　www.cptcm.com

如有印装质量问题请与本社出版部调换（010-64405510）

社长热线　010 64405720

购书热线　010 64065415　010 64065413

微信服务号　zgzyycbs

书店网址　csln.net/qksd/

官方微博　http://e.weibo.com/cptcm

淘宝天猫网址　http://zgzyycbs.tmall.com

项目专家组

顾　问　马继兴　张灿玾　李经纬

组　长　余瀛鳌

成　员　李致忠　钱超尘　段逸山　严世芸　鲁兆麟
郑金生　林端宜　欧阳兵　高文柱　柳长华
王振国　王旭东　崔　蒙　严季澜　黄龙祥
陈勇毅　张志清

项目办公室（组织工作委员会办公室）

主　任　王振国　王思成

副主任　王振宇　刘群峰　陈榕虎　杨振宁　朱毓梅
刘更生　华中健

成　员　陈丽娜　邱　岳　王　庆　王　鹏　王春燕
郭瑞华　宋咏梅　周　扬　范　磊　张永泰
罗海鹰　王　爽　王　捷　贺晓路　熊智波

秘　书　张丰聪

前 言

中医药古籍是传承中华优秀文化的重要载体，也是中医学传承数千年的知识宝库，凝聚着中华民族特有的精神价值、思维方法、生命理论和医疗经验，不仅对于传承中医学术具有重要的历史价值，更是现代中医药科技创新和学术进步的源头和根基。保护和利用好中医药古籍，是弘扬中国优秀传统文化、传承中医学术的必由之路，事关中医药事业发展全局。

1949年以来，在政府的大力支持和推动下，开展了系统的中医药古籍整理研究。1958年，国务院科学规划委员会古籍整理出版规划小组在北京成立，负责指导全国的古籍整理出版工作。1982年，国务院古籍整理出版规划小组召开全国古籍整理出版规划会议，制定了《古籍整理出版规划（1982—1990）》，卫生部先后下达了两批200余种中医古籍整理任务，掀起了中医古籍整理研究的新高潮，对中医文化与学术的弘扬、传承和发展，发挥了极其重要的作用，产生了不可估量的深远影响。

2007年《国务院办公厅关于进一步加强古籍保护工作的意见》明确提出进一步加强古籍整理、出版和研究利用，以及

"保护为主、抢救第一、合理利用、加强管理"的方针。2009年《国务院关于扶持和促进中医药事业发展的若干意见》指出，要"开展中医药古籍普查登记，建立综合信息数据库和珍贵古籍名录，加强整理、出版、研究和利用"。《中医药创新发展规划纲要（2006—2020）》强调继承与创新并重，推动中医药传承与创新发展。

2003~2010年，国家财政多次立项支持中国中医科学院开展针对性中医药古籍抢救保护工作，在中国中医科学院图书馆设立全国唯一的行业古籍保护中心，影印抢救濒危珍本、孤本中医古籍1640余种；整理发布《中国中医古籍总目》；遴选351种孤本收入《中医古籍孤本大全》影印出版；开展了海外中医古籍目录调研和孤本回归工作，收集了11个国家和2个地区137个图书馆的240余种书目，基本摸清流失海外的中医古籍现状，确定国内失传的中医药古籍共有220种，复制出版海外所藏中医药古籍133种。2010年，国家财政部、国家中医药管理局设立"中医药古籍保护与利用能力建设项目"，资助整理400余种中医药古籍，并着眼于加强中医药古籍保护和研究机构建设，培养中医古籍整理研究的后备人才，全面提高中医药古籍保护与利用能力。

在此，国家中医药管理局成立了中医药古籍保护和利用专家组和项目办公室，专家组负责项目指导、咨询、质量把关，项目办公室负责实施过程的统筹协调。专家组成员对古籍整理研究具有丰富的经验，有的专家从事古籍整理研究长达70余年，深知中医药古籍整理研究的重要性、艰巨性与复杂性，履行职责认真务实。专家组从书目确定、版本选择、点校、注释等各方面，为项目实施提供了强有力的专业指导。老一辈专家的学术水平和智慧，是项目成功的重要保证。项目承担单位山东中医药大学、南京中医药大学、上海中医药大学、福建中医药大学、浙江省中医药研究院、陕西省中医药研究院、河南省中医药研究院、辽宁中医药大学、成都中医药大学及所在省市中医药管理部门精心组织，充分发挥区域间互补协作的优势，并得到承担项目出版工作的中国中医药出版社大力配合，全面推进中医药古籍保护与利用网络体系的构建和人才队伍建设，使一批有志于中医学术传承与古籍整理工作的人才凝聚在一起，研究队伍日益壮大，研究水平不断提高。

本着“抢救、保护、发掘、利用”的理念，该项目重点选择近60年未曾出版的重要古医籍，综合考虑所选古籍的保护价值、学术价值和实用价值。400余种中医药古籍涵盖了医经、基础理论、诊法、伤寒金匮、温病、本草、方书、内科、外科、女科、儿科、伤科、眼科、咽喉口齿、针灸推拿、养生、医案医话医论、医史、临证综合等门类，跨越唐、宋、金元、明以迄清末。全部古籍均按照项目办公室组织完成的行业标准《中医古籍整理规范》及《中医药古籍整理细则》进行整理校注，绝大多数中医药古籍是第一次校注出版，一批孤本、稿本、抄本更是首次整理面世。对一些重要学术问题的研究成果，则集中收录于各书的“校注说明”或“校注后记”中。

“既出书又出人”是本项目追求的目标。近年来，中医药古籍整理工作形势严峻，老一辈逐渐退出，新一代普遍存在整理研究古籍的经验不足、专业思想不坚定等问题，使中医古籍整理面临人才流失严重、青黄不接的局面。通过本项目实施，搭建平台，完善机制，培养队伍，提升能力，经过近5年的建设，锻炼了一批优秀人才，老中青三代齐聚一堂，有效地稳定了研究队伍，为中医药古籍整理工作的开展和中医文化与学术的传承提供必备的知识和人才储备。

本项目的实施与《中国古医籍整理丛书》的出版，对于加强中医药古籍文献研究队伍建设、建立古籍研究平台，提高古籍整理水平均具有积极的推动作用，对弘扬我国优秀传统文化，推进中医药继承创新，进一步发挥中医药服务民众的养生保健与防病治病作用将产生深远影响。

第九届、第十届全国人大常委会副委员长许嘉璐先生，国家卫生计生委副主任、国家中医药管理局局长、中华中医药学会会长王国强先生，我国著名医史文献专家、中国中医科学院马继兴先生在百忙之中为丛书作序，我们深表敬意和感谢。

由于参与校注整理工作的人员较多，水平不一，诸多方面尚未臻完善，希望专家、读者不吝赐教。

国家中医药管理局中医药古籍保护与利用能力建设项目办公室

二〇一四年十二月

许 序

“中医”之名立，迄今不逾百年，所以冠以“中”字者，以别于“洋”与“西”也。慎思之，明辨之，斯名之出，无奈耳，或亦时人不甘泯没而特标其犹在之举也。

前此，祖传医术（今世方称为“学”）绵延数千载，救民无数；华夏屡遭时疫，皆仰之以度困厄。中华民族之未如印第安遭染殖民者所携疾病而族灭者，中医之功也。

医兴则国兴，国强则医强。百年运衰，岂但国土肢解，五千年文明亦不得全，非遭泯灭，即蒙冤扭曲。西方医学以其捷便速效，始则为传教之利器，继则以“科学”之冕畅行于中华。中医虽为内外所夹击，斥之为蒙昧，为伪医，然四亿同胞衣食不保，得获西医之益者甚寡，中医犹为人民之所赖。虽然，中国医学日益陵替，乃不可免，势使之然也。呜呼！覆巢之下安有完卵？

嗣后，国家新生，中医旋即得以重振，与西医并举，探寻结合之路。今也，中华诸多文化，自民俗、礼仪、工艺、戏曲、历史、文学，以至伦理、信仰，皆渐复起，中国医学之兴乃属必然。

迄今中医犹为国家医疗系统之辅，城市尤甚。何哉？盖一则西医赖声、光、电技术而于20世纪发展极速，中医则难见其进。二则国人惊羡西医之“立竿见影”，遂以为其事事胜于中医。然西医已自觉将入绝境：其若干医法正负效应相若，甚或负远逾于正；研究医理者，渐知人乃一整体，心、身非如中世纪所认定为二对立物，且人体亦非宇宙之中心，仅为其一小单位，与宇宙万象万物息息相关。认识至此，其已向中国医学之理念“靠拢”矣，虽彼未必知中国医学何如也。唯其不知中国医理何如，纯由其实践而有所悟，益以证中国之认识人体不为伪，亦不为玄虚。然国人知此趋向者，几人？

国医欲再现宋明清高峰，成国中主流医学，则一须继承，一须创新。继承则必深研原典，激清汰浊，复吸纳西医及我藏、蒙、维、回、苗、彝诸民族医术之精华；创新之道，在于今之科技，既用其器，亦参照其道，反思己之医理，审问之，笃行之，深化之，普及之，于普及中认知人体及环境古今之异，以建成当代国医理论。欲达于斯境，或需百年欤？予恐西医既已醒悟，若加力吸收中医精粹，促中医西医深度结合，形成21世纪之新医学，届时“制高点”将在何方？国人于此转折之机，能不忧虑而奋力乎？

予所谓深研之原典，非指一二习见之书、千古权威之作；就医界整体言之，所传所承自应为医籍之全部。盖后世名医所著，乃其秉诸前人所述，总结终生行医用药经验所得，自当已成今世、后世之要籍。

盛世修典，信然。盖典籍得修，方可言传言承。虽前此50余载已启医籍整理、出版之役，惜旋即中辍。阅20载再兴整理、出版之潮，世所罕见之要籍千余部陆续问世，洋洋大观。

今复有“中医药古籍保护与利用能力建设”之工程，集九省市专家，历经五载，董理出版自唐迄清医籍，都400余种，凡中医之基础医理、伤寒、温病及各科诊治、医案医话、推拿本草，俱涵盖之。

噫！璐既知此，能不胜其悦乎？汇集刻印医籍，自古有之，然孰与今世之盛且精也！自今而后，中国医家及患者，得览斯典，当于前人益敬而畏之矣。中华民族之屡经灾难而益蕃，乃至未来之永续，端赖之也，自今以往岂可不后出转精乎？典籍既蜂出矣，余则有望于来者。

谨序。

第九届、十届全国人大常委会副委员长

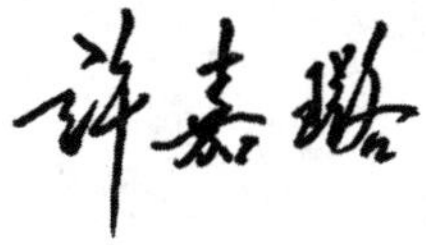

二〇一四年冬

王序

中医学是中华民族在长期生产生活实践中，在与疾病作斗争中逐步形成并不断丰富发展的医学科学，是中国古代科学的瑰宝，为中华民族的繁衍昌盛作出了巨大贡献，对世界文明进步产生了积极影响。时至今日，中医学作为我国医学的特色和重要医药卫生资源，与西医学相互补充、相互促进、协调发展，共同担负着维护和促进人民健康的任务，已成为我国医药卫生事业的重要特征和显著优势。

中医药古籍在存世的中华古籍中占有相当重要的比重，不仅是中医学术传承数千年最为重要的知识载体，也是中医为中华民族繁衍昌盛发挥重要作用的历史见证。中医药典籍不仅承载着中医的学术经验，而且蕴含着中华民族优秀的思想文化，凝聚着中华民族的聪明智慧，是祖先留给我们的宝贵物质财富和精神财富。加强对中医药古籍的保护与利用，既是中医学发展的需要，也是传承中华文化的迫切要求，更是历史赋予我们的责任。

2010年，国家中医药管理局启动了中医药古籍保护与利用能力建设项目。这既是传承中医药的重要工程，也是弘扬优秀民族文化的重要举措，不仅能够全面推进中医药的有效继承和创新发展，为维护人民健康做出贡献，也能够彰显中华民族的璀璨文化，为实现中华民族伟大复兴的中国梦作出贡献。

相信这项工作一定能造福当今，嘉惠后世，福泽绵长。

国家卫生和计划生育委员会副主任

国家中医药管理局局长

中华中医药学会会长

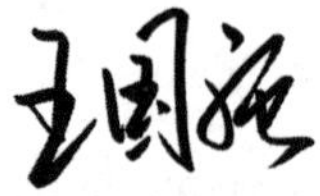

二〇一四年十二月

马序

新中国成立以来，党和国家高度重视中医药事业发展，重视古籍的保护、整理和研究工作。自1958年始，国务院先后成立了三届古籍整理出版规划小组，分别由齐燕铭、李一氓、匡亚明担任组长，主持制订了《整理和出版古籍十年规划（1962—1972）》《古籍整理出版规划（1982—1990）》《中国古籍整理出版十年规划和“八五”计划（1991—2000）》等，而第三次规划中医药古籍整理即纳入其中。1982年9月，卫生部下发《1982—1990年中医古籍整理出版规划》，1983年1月，中医古籍整理出版办公室正式成立，保证了中医古籍整理出版规划的实施。2002年2月，《国家古籍整理出版“十五”（2001—2005）重点规划》经新闻出版署和全国古籍整理出版规划领导小组批准，颁布实施。其后，又陆续制定了国家古籍整理出版“十一五”和“十二五”重点规划。国家财政多次立项支持中国中医科学院开展针对性中医药古籍抢救保护工作，文化部在中国中医科学院图书馆专门设立全国唯一的行业古籍保护中心，国家先后投入中医药古籍保护专项经费超过3000万元，影印抢救濒危珍、善、孤本中医古籍 1640 余种，开展了海外中医古籍目录调研和孤本回归工作。2010 年，国家财政部、国家中医药管理局安排国家公共卫生专项资金，设立了“中医药古籍保护与利用能力建设项目”，这是继 1982～1986 年第一批、第二批重要中医药古籍整理之后的又一次大规模古籍整理工程，重点整理新中国成立后未曾出版的重要古籍，目标是形成并普及规范的通行本、传世本。

为保证项目的顺利实施，项目组特别成立了专家组，承担咨询和技术指导，以及古籍出版之前的审定工作。专家组中的许多成员虽逾古稀之年，但老骥伏枥，孜孜不倦，不仅对项目进行宏观指导和质量把关，更重要的是通过古籍整理，以老带新，言传身教，培养一批中医药古籍整理研究的后备人才，促进了中医药古籍保护和研究机构建设，全面提升了我国中医药古籍保护与利用能力。

作为项目组顾问之一，我深感中医药古籍保护、抢救与整理工作的重要性和紧迫性，也深知传承中医药古籍整理经验任重而道远。令人欣慰的是，在项目实施过程中，我看到了老中青三代的紧密衔接，看到了大家的坚持和努力，看到了年轻一代的成长。相信中医药古籍整理工作的将来会越来越好，中医药学的发展会越来越好。

欣喜之余，以是为序。

中国中医科学院研究员

马继兴

二〇一四年十二月

校注说明

《外科活人定本》为明·龚居中所著。龚居中，字应圆，号如虚子、寿世主人。江西金溪人，明代晚期太医院医官，约生活在明万历、崇祯年间。毕生习医，精通医理，临床经验极为丰富。临床之余，笔耕不辍，平生著作颇丰。中年积多年业医心得，著成《外科活人定本》四卷。另著有《痰火点雪》四卷（又名《红炉点雪》）、《外科百效全书》四卷以及《幼科百效全书》《女科百效全书》《小儿痘疹医镜》《万寿丹书》等。

《外科活人定本》于1630年成书。现存最早的刻本为清顺治十八年辛丑（1661）冬月刊行，同年有3种刻本：同德堂、醉耕堂和天德堂刻本。这3种同年刻本除少数地方字词不同外，其刊刻者序言和主要内容完全一样。还有清光绪十四年戊子（1888）福善堂主人据清顺治刻本抄本和清宣统二年庚戌（1910）的吴郡志云居抄本。

通过查阅中医目录学著作和国内图书馆实地调研考查，根据《外科活人定本》版本封面、内封、扉页、正文文字和内容，以及序、藏书章等部分书影采集情况，反复斟酌比较和认真考虑后，决定采用现存刊刻最早，内容保存较为完整的清顺治十八年辛丑（1661）3种刻本之一的同德堂刻本（藏于成都中医药大学图书馆）作为底本，以国家图书馆收藏的清顺治十八年辛丑（1661）天德堂刻本作为主校本，以清顺治十八年辛丑（1661）刊刻的醉耕堂刻本（藏于中国中医科学院图书馆，与天德堂本相比，此本刻印质量较差）、清宣统二年庚戌（1910）吴郡志云居抄本（藏书于苏州大学图书馆）作参校本。兹将校注有关情况说明如下：

1. 本次校注，采用简体横排方式，以现代标点方法，对原书进行标点。

2. 校注以对校为主，按照文献学方法进行校勘注释。

3. 原书中表示文字顺序的“右”“左”相应改为“上”“下”。

4. 底本中因刻写所致的明显错讹字径改为正字，酌情出校。

5. 原书中的异体字、俗体字径改为正字，不出注。

6. 原书中通假字不改，保留原字，于首见字处出注说明。

7. 原书中中药药名异名、异写及简称，简注其相对应的中药统一药名，于首见处出注。药名同音形近，一般径改，不出注。

8. 原书中文字有疑义，无校勘资料可据，难定正误者，出校存疑。

9. 原书中模糊不清、难以辨认的文字，以虚阙号“□”按字数补入。

10. 原书卷末“附经验通用方”中出现多处自然段前有“—”符号，为分段提示符号，全部删去。

11. 对个别冷僻字词加以注音和解释。

12. 对于原书中一些难以考证的病名及药名等予以保留，不出注。

13. 根据正文厘定目录。

14. 卷之一卷首有“云林寿世轩龚居中应圆父纂着，东汝王相晋升父、金溪周亮臣开也父阅讹，白门吴晋介兹父、大梁周亮节靖公父鉴刊”，卷之三卷首有“云林龚居中应圆父纂着，东汝王相晋升父、金溪周亮臣开也父参讹，白门吴晋介兹父、大梁周亮节靖公父鉴镌”，卷之四卷首有“云林寿世轩龚居中应圆父纂着”，今一并删去。

序

余家镌刻古籍，尤于活人之书独侈，以其裨世甚切也。顾岐黄家言为类不一，人所专师，多有以一家擅名者。而至于外科，其患中于肤表，其法杂于刀圭，明智之士，或薄而不言，以故外科之书，鲜有佳者。但《外科活人定本》一书，出自龚应圆先生所著，一方一论，皆有独得，海内奉为蓍蔡。余家刻之金陵，行世久矣。自予家返大梁，又自大梁复返金陵，中经鼎革，世故沧桑，而是书之板渐就凋残，仅存断简于十一而已。夫疮疡之患，未尝一日稍衰，而疗之者不获谋其立当，识者叹之，更有传闻笑之。欲寻其一卷，购其半部，几如广陵散之不可复得也。可不为之咨嗟悼惜也哉！余拣旧板，正商重梓，偶得原本一编，展阅爽然，因加校定，授之剞劂①，易岁厥成焉。虽然，应圆先生所著方书脍炙人口，盖有数种，累累数百万言，皆明于治内者也。世惟善治内者，乃能当于外；亦惟善治外者，乃不遗其患于内也，岂独医道为然也哉！若夫是书云尽善尽美，前后了然，专家者自能辨之，不俟予之缕述也。

时顺治辛丑冬月豫章周亮节靖公书于剩名堂

---

① 剞劂（jījué 机决）：刻书。

目录

卷之二

卷之三

卷之四

卷之一

调治心法

《内经》曰：诸痛痒疮疡，皆属于心。又：营气不从，逆于肉[1]理，乃生痈肿。又曰：膏粱之变，足生大疔。又曰：汗出偏疽，使人偏枯。汗出见湿，乃生痤疿。此数者而穷之也，则知腑脏者，受病之根源，皮肉者，结病之枝叶也。向使内无郁热蕴蓄于外，外无湿热浸穽[2]于内，气血和平，肌肉轻快，痈从何生，疽从何作也？凡治痈肿，先辨虚实，不过阴阳二症而已。发于阳者为痈、为热、为实；发于阴者为疽、为冷、为虚。故阳发则皮薄，色赤肿高，多有椒眼数十而痛；阴发则皮厚，色淡肿硬，状如牛皮而不痛。又有阳中之阴，似热而非热，虽肿而实虚，若赤而不燥，欲痛而无脓，既浮而复消，外盛而内腐。阴中之阳，似冷而非冷，不肿而实，微赤而燥，有肿而痛，外虽不盛，而内实烦闷。阳中之阴，其人多肥，肉紧而内虚。阴中之阳，其人多瘦，肉缓而内实。而又有阳变为阴者，草医凉剂之过也；阴变为阳者，大方[3]热药之骤也。然阳变阴者其症多，犹可返于阳，故多生。阴变而阳者其症少，不复能为阳矣，故多死。然间有生者，必得明医调治合法，百中得一耳。

所谓痈疽发疔疖毒，又当辨分明，然后用药施治，庶不差误。故热发于皮肤之间，浮肿根小，至大不过一二寸者为疖。

① 肉：原作“内”，据《素问·生气通天论》改。

② 穽（jǐng 井）：陷入。

③ 大方：即大方脉，指内科及内科医生。此处含贬义，指医技粗疏的医生，与前述草医相对应。

热发于脏腑之内，腾出于肌肉之间，肿高根阔为痈。五脏郁热，毒流骨髓，附骨如生，经日方觉，大如伏瓜，为酒色迷真，厚味适口。或心不遂，郁不得伸，毒生于薄肉处，小红如蜂窝，此发也。若夫疔毒，乃五脏积热，六腑受伤，或冲冒禽兽之毒，剥惹①牛马之秽。始生如黍米大，不知谨护而误触犯之，轻者必重，重者必危矣。必用香油调雄黄服之以解其毒，不然立见其败矣。

夫痈疽发背之生，中有五善七恶，不可不辨。动息自宁，饮食知味，一善也；大小二便均调，二善也；神气清明，语声爽朗，三善也；脓溃肿消，色鲜不臭，四善也；身体平和，起居如一，五善也。五善俱见，则善无以加矣。若眼白睛黑，两目紧小，唇青疮黑，一恶也；膊项难转，四肢沉重，目闭耳聋，二恶也；不能饮食，纳药呕吐，不知味，痛急渴甚，三恶也；声嘶色脱，面青气喘弗宁，四恶也；冷汗虚时出，恍惚嗜卧，语言颠倒，五恶也；烦躁咳嗽，腹痛泻痢，小便淋浊，六恶也；脓血大泄，肿焮尤甚，脓血腥臭，疼痛不止，七恶也。七恶俱全，则恶不可言矣。五善见之则吉，七恶见之则危。

凡治痈疽诸毒，初觉则宣热发毒，既觉则排脓定痛。初肿而未溃者，一毫热药不可服；既破而已溃者，一毫凉药不可服。初作者，先须托里；既破者，必要排脓。此同古人治痈疽之大法，无以过于此也，是以浅见尤当再加斟酌矣。特令察以脉理，辨以虚实，决其轻重，觉势而用之，庶不损人之天年也。如毒始作，无问是痈疽发疖等症，先以千金内托散服三四剂，固定

① 剥惹：沾染之意。

脏腑，使毒不内攻。然后宣热以凉膈散，拔毒以[1]败毒散，定痛以乳香汤，增寒壮[2]热以小柴胡汤，大便闭结以大柴胡汤，发渴饮以黄芪六一汤，秽污触犯以连翘三香汤，呕吐不纳食以人参养胃汤，饮食不充以参砂养胃汤，声嘶以麦冬清音汤，腹痛以白芍甘草汤，烦躁以黄连清热汤，好眠以益身汤，虚弱以人参黄芪汤，痛甚以清肌快肤汤，恍惚恐惧以镇惊散，日久而不作脓者以妙剂饮，脓溃而肿不消者以真人活命汤，清泄不止者以真人养脏汤，气喘而咳者以木香顺气散，自汗虚汗以黄芪固真汤。御脓以万灵膏，敛口以生肌散。以上见病增方，无过于此。若症危恶，尤当以骑竹马穴法而灸之，实有回生起死之功。

又有生于内者有四：一曰肺痈，二曰脑痈，三曰肠痈，四曰胞痈。比之外症不同，治法要辨认得实，方可下手。不得妄自下药，以惹毒祸，为害不小，可不慎哉？方论俱载图形，慎勿轻易。凡毒未溃之先，而有前数项之症见者，于各症汤药内加连翘、栀子、金银花、鼠粘子、皂角刺。凡毒既溃之后，而有前数项之症见者，于各症汤药内加人参、黄芪、金银花、连翘。春多用防风、白芷、柴胡、荆[3]芥、川芎。夏多用黄连、栀子、连翘、麦门冬。秋多用黄芪、苍术、连翘、栀子。冬多用人参、白术、连翘、甘草。

痈疽发背之治，大抵总概如此。至于伤寒流注，由可汗而失汗，由可和而失和，汗滞皮肤，毒阻骨髓，故生斯毒。从下流而上者，毒生必少，从上流而下者，毒生必多。亦须解毒清

---

① 以：原脱，据上下文义补。

② 壮：原本作"牡"，据天德堂本改。

③ 荆：各本均作"京"，据中药药名改。下同。

热，拔毒宣热，可内消而愈也。解表消肌，以羌活胜湿汤。拔毒宣热，以千金消毒饮。切不可骤用膏药贴，以闭塞其毒。若见危殆它症，亦同前治。

疔毒肿类不同，其害一也，惟满三十六种毒耳，先须拔疔散用之，或铁圈散围之，内服败毒雄黄散。若有变症，亦同前治。

至若痰核瘿瘤之病，瘰疬马疬之疮，俱由湿热生痰，痰盛生火，火盛生热，热急则疮毒作成矣。皆由内蕴七情，外感六欲[1]，宜清痰降火之剂，宣热拔毒之方。既甚必用外消，始觉行艾灸，勿信下工妄行烂割。

噫嘻，医人难言久矣！自非穷通《素问》《难经》，曷强底造[2]者万一也。又曰诸经为少阳、厥阴二经生痈疽，惟少阳、阳明生瘰疬。人岂达一经致疾之窍[3]哉？盖由多血少气故也。

凡胗外科脉，未溃之先，要洪大拍指，按之有力，举之健浮；既溃之后，要沉健应指，按之略健，举之轻浮，此易为收功也。若未溃之先，脉来沉缓，不紧不数；既溃之后，脉来健实，或大或洪，此难以收功也。若得痈肿，脉来前后微弱，此危症也。须要养气养血，健胃和中，如参、芪、归术之类，一日不可遗也。

凡破痈毒，须认有脓无脓，须看正处偏处。以手按之，热则有脓，不热则无也。以湿纸贴之，干则是正处，不干则不是也。然后将针开之，针勿嫌口阔，盖针口大[4]而脓不尽也。凡

① 欲：各本同，当作“淫”。
② 底造：功底造诣。
③ 窍：奥妙。
④ 大：疑为“小”之误。

用针时，深则深针之，浅则浅针之，慎勿忽略，人之性命系焉。如针鱼口便毒，背疽瘰疬，脐毒腹痈，宜浅针之，恐伤内膜；如针臂痈、胯疽厚肉等处，宜深针之，以泄内毒，不可不知也。常见今之治背发者，多行勾针勾刀，割去筋膜败肉，仍行擦洗。况病发之时，人已病惫矣，又施勾割，苦楚何伸，岂仁人之术哉？且背皮去脏腑间之以寸，护法尤恐伤之，况可妄施勾割乎？慎之。

又箴曰：痈疽之生，古名悍疾。内蕴郁热，外感风湿。肿起为痈，隐伏为疽。诸形三背，乃作花治。始然之生，有如黍米。增寒壮热，由渐而起。勿怠勿惰，勿勾勿洗。初着艾灸，肿斯可已。如其不然，先须内理。勿使毒入，祸延骨髓。托里之后，宣热解毒。定痛排脓，是为切求。生肌敛口，如此可休。若行勾割，自惹其忧。肿起而高，慎勿煎愁。此为毒泻，调之可瘳。调之惟何，必先忌口。发风动气，一切皆去。或鱼与羊，面食烧酒。瓜果生冷，腌藏等物。不时如斯，须要慎入。孝子孕妇，莫令相近。腋气之徒，勿与为邻。最宜隔绝，房事月经。牛马秽气，一触非轻。虎豹皮裘，围之甚损。常使闻香，痛楚可分。如或不然，苦痛难禁。还有一法，尤其当知。床设中室，不要靠粘。下系雄鸡，以防蜈蚣。昧人不知，付之鬼神。求神礼佛，亦可福生。智者达之，医宜用心。修合汤药，穷究医经。

秘传口诀

按得沉而即起是黄水，按得沉而缓起是糟脓。按得实而甚痛内是血，按得实而不痛内是气。小而有头便是疖，大而无头便是毒。毒已开口掩药末，痛不开口插锭子。要用煎药，托出外来，不必内消。更用敷药涂四围，无不效验。

十善症候

眼明语真，饮食不减。身无潮热，红色肿起。盗汗无侵，不烦不渴。脉洪应指，痛不可忍。药攻即出，颜色如常。

十恶症候

眼花乱语，饮食呕吐。浑身潮热，疮口黑色。盗汗不止，心烦口渴。痰涌咳嗽，不痛不红。大便泄泻，臭不可闻。

服 药 性

升麻解毒，天麻去风。归尾、紫草、赤芍散热血。防风、羌活、独活治诸风。厚朴托里，白芷排脓。金银花消痈散肿，天花粉治乳风痈。大川芎行血，地射干下血。大黄利血，灵仙宣风。胡麻仁搜风，白蒺藜散风。黄芪敛肝经固血，泽兰攻痈肿排脓。玄参治喉疮，山豆根疗咽喉。黄连解诸毒，僵蚕治诸风。贝母治人面疮，取汗神效；防己祛风癣痈毒有功。生地黄凉血，白附[①]子去风。皂刺、山甲穿毒，连翘、桔梗排脓。黄柏、黄芩治疮疥癣，菖蒲、苍术疗风湿疮痈。薄荷消风清肿，荆芥、蝉蜕消风。百合疗痈毒，白术消痰痈。续断接骨，全蝎消风。附子、川乌消风壮阳，槟榔、木瓜清除脚气。大小蓟治痈肿，漏芦治瘰疬。豨莶草除风湿脾，夏枯草治头疮瘰疬。海藻破瘿散气，姜黄破血消痈。南星消痈散血，郁金下气消痈。昆布、海蛤蚧散瘿瘤，木鳖、紫背天葵治乳痈。牛蒡子能消疮毒，山慈菰善解毒疮。白及破痈疽，白蔹治疗肠

① 附：各本均作“父”，据中药药名统一改。

风。槐花疗肠风痔漏，枳壳攻痔漏消风。何首乌、白鲜皮治疮疥，五加皮、蛇床子疗阴疮。紫河①车治诸痈疮毒，龙骨、牡蛎固漏遗精。

搽 药 性

儿茶和气，石膏②化毒。乳没、蒲黄止痛，铅粉、螵蛸收水。草乌追风散血，白矾止痒紧皮。阿魏止臭，郁金消肿。冰片、水银凉血，硇砂、斑蝥③烂肉。搜山虎、信石落毒，白丁香、蜗牛溃肉。石灰治金疮，轻粉敛癣毒。蓖麻子拔毒祛风，赤小豆退血消肿。朱砂退血筋，雄黄驱百毒。花蕊石、三七止血，密陀僧④、没班⑤干水。百草霜凉皮，伏龙肝消痈。炉甘石退热血，赤石脂敛疮口。蜈蚣攻毒，龙骨满肉。硫黄止痒，黄丹结皮。血竭、豨莶草生肌，胆矾、熊胆治喉风。

敷 药 法

要随白处敷红处，将干即换莫停迟。当中留口休擦药，只将锭子插其中。

插 定 法

宜横不宜直，宜浅不宜深。看定毒大小，方可下刀针。

---

① 河：各本作“何”，按中药药名统一改。
② 膏：原作“羔”，据中药药名统一改。
③ 蝥：各本均作“猫”，今统一改作“蝥”。下同。
④ 僧：各本作“生”，按中药药名统一改。下同。
⑤ 没班：疑为没药、斑蝥两味中药之缩写。

生 肌 法

烂尽腐肉方可下，未见红肉切莫搽。定要诸药入得当，亦宜擂药莫留渣。

常 用 方

竺黄末即黄柏或胆制

治诸疮。

金花散即大黄炒黑色

治诸疮。

鸣凤散即白矾

治诸疮并聤耳。

化毒丹用石膏火煅

治诸毒可服可敷。

点玄丹

人言五钱，白矾一两，共枯过，无烟为妙。

可插诸毒。

破诸毒

蜈蚣一条，煅　推车客一个　鹿角一钱

共煅存性，为细末，将巴豆仁炒黑色，研烂，入前药，擂用少许，敷毒即破。

退血丹

上等细磁器末三分　黄连一分，共为细末

锭子方

外科总要，如珍之重。

江子一个　明矾二钱，煅　红信一钱，煅　硇砂三分，烧　朱砂五分　雄黄五分　百草霜一钱

共为细末，面糊丸，如谷米大，随毒之大小用。

太乙万灵膏

治一切外症，男妇小儿痈疽发背，七十二样疱疖，三十六种疔毒，并诸般无名肿毒，及痰核瘰疬，内损骨节，外感皮肉，手足麻木不仁，走注疼痛，俱贴之神效。凡痈肿诸毒始作，贴之肿消痛散，既溃贴之，脓干肉生，大有效验，不能尽述。

大蜂房一具　蜈蚣三四条　蝉蜕一两　僵蚕①酒洗　女发　败龟板储久者五六个　槐角经霜的　槐花　大黄　何首乌　皂角　玄参　升麻　南星　大风子②　栀子　白芨　白敛　羌活　青木香　川乌　草乌　黄柏　黄连　木鳖子　甘草已上各一两　防风五钱　青蒿一把　荆芥穗　细辛　白芷　赤芍　附子　天花粉　菖蒲　黑牛　朴硝　桔梗　鼠粘子③　皂刺　独活　黄芩　肉桂　蛇床子　连翘　漏芦　巴豆　昆布　雀细茶　花椒各五钱　斑蝥一百个　艾蒿一把　乌蛇蜕四条　蓖麻子一百粒　仙人掌一把，无则以脱莲花代，或以血见愁代　半边莲一把，无以旋沸草代　龙胆草　忍冬草　过山龙　地骨皮　蒲公英各二两　槐桃柳枝各一两④　穿山甲

---

① 僵蚕：原作“姜虫”，据中药药名统一作“僵蚕”。下同。

② 大风子：原作“大枫子”，据中药药名统一作“大风子”。下同。

③ 鼠粘子：原本作“黍粘子”，据中药药名统一作“鼠粘子”。下同。

④ 一两：各本作“乙”，据上下文义改。

三两

以上六十五味皆切片，用清麻油五斤，春浸五日，夏秋三日，冬浸七日。大锅中熬药，以净烟为度。大皮纸滤过，再入锅中，文武火熬，用槐枝不住手搅。每斤油下黄丹十两，密陀僧一两五钱，滴水成珠，再入细药乳香、没药俱用箬叶盛，炭火上焙过、螵蛸①、雄黄、朱砂、甘松、三奈、朝脑、儿茶、龙骨、赤石脂②、龙泉粉、寒水石、鸡内金、银朱各一两，血蝎、珍珠、琥珀、水银、轻粉、枯矾、猩红、百草霜、槟榔各五钱，牛黄、麝香各三钱，熊胆二钱，青鱼胆三四个，金银箔各五十。上用乳钵内，研极细末，入前膏内搅匀，磁器收贮，埋土七日，取出任意贴，百疾如神。

生肌散

治一切痈发，无名肿毒，脓水将尽之时，敷之去腐生新，极效。

鸡内金十余付　儿茶　螵蛸　雄黄　白芨　赤白石脂火煨乳香各一两，箬炙　龙骨火煨，五钱　没药三两，用箬叶火焙　龙泉粉蛤粉　朱砂　血竭各五钱　熊胆　麝香各一钱　珍珠一钱　牛黄二钱　金箔　银箔各四十张

以上研极细末，用花椒、细茶水洗净疮口，脓干敷药，一七后平复收口。

---

① 螵蛸：原作“漂硝”，据中药药名统一作“螵蛸”。下同

② 赤石脂：各本作“石赤脂”，按中药药名统一作“赤石脂”。下同。

图形七症

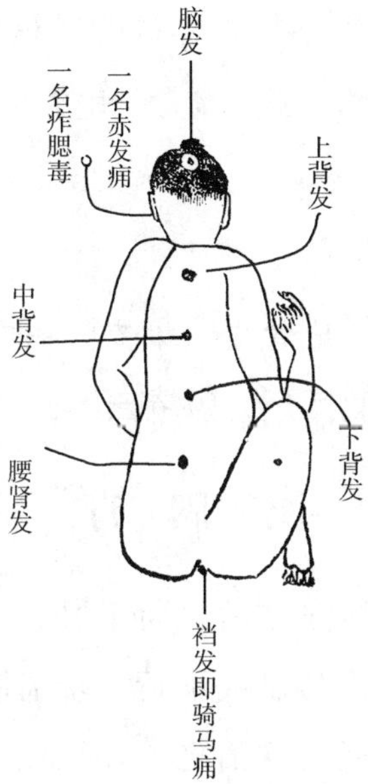

脑　发

此症生于颠顶之上，由肾、太阳经之所主也，受在心，乃阴阳不调，气热壅上，聚而不散，故成此毒。若不速治，项裂髓枯，不可复救。先用败毒流气饮二三剂，必用内托流气饮治之，后用神方白芷散方见上搭手，外用敷方，自收全功。

败毒流气散

苏叶　桔梗　枳壳　防风①　柴胡　羌活　独活　白芍　人参　甘草各等分

① 防风：原作“防丰”，据中药药名统一作“防风”。下同。

食后服。

内托流气散

人参　木香　厚朴　紫苏　枳壳　桔梗　官桂　槟榔　乌药　当归　白芍　防风　黄芪蜜炙　甘草各等分

空心服。

敷方

忍冬草　龙胆草　地骨皮　雄黄　牛黄各等分

洗净切片，以好酒捶烂，敷疮四围，神效。

痄腮毒

此症生于牙根、耳庭之后，通于肝肾，由少阳、阳明经之所主也。一名赤痄痈，乃血气不行，壅滞腮颊。宜用清肝流气饮一二剂，后用托里流气饮治之，外须贴太乙万灵膏。如初起之时觉痒者，于毒头灸六七壮，并颊车、肩井客各三壮。

清肝流气饮

桔梗　枳壳　茯苓　柴胡　羌活　石膏　防风　川芎　白芷　荆芥　赤芍　甘草各等分

姜三片，枣二枚，空心服。

托里流气饮

人参　黄芪　当归　川芎　白芍　防风　乌药　厚朴　官桂　木香　甘草各等分

姜三片，枣二枚，空心服。

敷方

金银花　雄黄　生葱　黄泥　蜂蜜　青蒿春夏用苗，秋冬用

根。各等分

捶细成饼，侧卧贴之，初起之时，用此敷之，即内消也。

单方

用井内鸡脚草捣烂，敷上即消。或以赤小豆为末，新汲水调敷，立愈。

上 发 背

此症生于百劳三四节骨之下，由肾脉、太阳经之所主也。受在淘身经，主伤肺肝，乃心经郁结，怒气伤肝。先师曰：郁气不伸，乃出发背。荣气不从，乃生肉里痈肿。宜先服败毒流气饮二三剂，次用护心托里散，再后用流气饮治之。如危甚者用忍冬汤，外须用敷药，脓尽用生肌散生肉。此疮最忌腋气，并孝子、孕妇，远房色，避秽气，常闻香气。中、下发并同也。初起如黄豆大，用海马崩毒法，及疮四周灸法，轻则可消而安，重者即减而小矣。

败毒流气饮

人参　桔梗　枳壳　防风　柴胡　川芎　白芷　羌活　白芍　甘草各等分

姜三片，枣二枚，空心服。

护心托里散

黄连酒炒　栀子酒炒　连翘　羌活　桔梗　白芷　莲米　干葛　升麻　防风　白芍　甘草各等分

姜三片，空心服。

流气饮

生地黄　连翘　黄连　羌活　羌活　柴胡　紫苏　木香

陈皮　乌药　当归　槟榔　官桂　甘草各等分

空心服。

神仙忍冬汤

忍冬草　藁本　羌活　黄芪　黄连　龙胆草　川芎　柴胡　白芷　甘草　防风　荆芥各等分

温服。若疮溃后，再加人参煎服。

海马崩毒法

其法以热水自肘后洗起，至手六经起端止，日易敷十遍。内须服前方，以泄热毒。洗者须至指甲皮穰，亦不可住手。直看疮势，方可住洗。盖手三阳，俱系肾脉所受。洗手至穰势，热从根本而泄也，毒气从根本而消也。慎勿轻视此方，治三背发、三搭手及对口俱效，要初起时用之。

神仙一醉如笑散

治上、中、下三发背，及乳发、对口神效。

忍冬花　蒲公英各五两

上以好酒煎熟，尽量饮醉，乃以生葱一根灌蜂蜜填满，炭火煨熟，压酒，棉被盖出汗，即愈。

铁圈散诗一绝

治诸疮发背，疔疮初起，极妙。

雄黄熊胆及朱砂，三味调合麝香加。京墨磨来七醋搅，圈围诸毒自然瘥。

上方只用于疮初起之时，神效。若疮已成，只用水磨京墨，调前药于疮上，勿使长益为美。

中 发 背

此症生于背沟中心，亦系肾脉、太阳经之所主也，受在神灵经，正心毒也。因心血壅出，不能归肝，心志不遂，郁热不泄，气血积于背之中心。如成毒初起，宜疮畔四围灸之，以减其毒，勿使长益。前一醉如笑散、铁圈法皆可行之。当用人参败毒散三四剂，次用五香连翘汤六七剂，再用排脓内消散调治，后用生肌药子，自然平复，勿听下工之人，妄用针刀，自取危笃。

人参败毒散

人参　桔梗　川芎　茯苓　枳壳　前胡　羌活　独活　柴胡各等分

空心服。

五香连翘汤

木香　藿香　乳香　沉香　香附　连翘　羌活　独活　升麻　木通　桑寄生各等分

空心温服。

排脓内消散

治痈肿，诸毒发背，既溃后，并宜服此。

人参　当归　川芎　厚朴　桔梗　黄芪　白芷　薄桂夏月少用　防风　生甘草各等分

空心温服。

神方豆粉汤

此方解毒定痒。

豆粉　乳香　没药　桔梗　金银花　荆芥　羌活　独活　厚朴　甘草　连翘　赤芍各等分

空心服。

敷方

忍冬草　凤尾草　空心草　血见愁　雄黄　地骨皮　牡丹皮　青蒿草　胡黄连　白芷

上以酒捶极细，敷疮，勿敷疮顶，其痛自止。

下发背

此症生于两肾眼中间，亦系肾脉、太阳经之所主也，受在心应经，正五脏毒也。因肝积热，移热于脾，又因饮酒炙煿，贪酒过多，以致水枯土耗，致生斯毒。治法须用补肾地黄汤二三剂，后用败毒流气饮相间而服，用排脓生肌散，自获全功。切勿勾割，以损下元真气，不可救矣。盖此处胞肠所系，若差一毫，失之千里。

补肾地黄汤

山茱萸　山药　鹿茸　川牛膝　泽泻　白茯苓　牡丹皮各等分

空心温服。

败毒流气饮

紫苏　桔梗　枳壳　防风　乌药　川芎　白芷　当归　羌活　金银花　白茯苓　陈皮　连翘　甘草各等分

空心服。

内托流气饮

黄芪　生地　赤芍　白芷　木香　川芎　赤苓　防风　乌药　连翘　桂心　人参　枳壳　桔梗　甘草　金银花各等分

姜三片，枣二枚，空心服。

敷方

忍冬草　通心草　生地黄　地骨皮　雄黄　牡丹皮各等分

以好酒，捶极烂，敷疮上。

验方

凡人中热毒，眼花头晕，口干[1]舌苦，心惊背热，四肢麻木，觉有红晕在背后，即取槐子一大抄拣净，铁勺内炒褐色，用好酒一碗，煎滚，去渣热服。酒尽，大汗即愈。如未退，再依前煎服。纵成脓者，亦无不愈。此三十年屡用屡验之奇方也。

腰肾发

此症生于两腰眼穴之处，由肾、膀胱之所主也，乃至阴之毒，促人夭命。因内伤元气，外感湿热。亦须先用补肾地黄汤三四剂，后亦用败毒流气饮、内托流气饮方俱见前治之。此处近下元，须宜慎重，刀针不可用。惟用万灵膏，及敷药付之，其窍自穿，脓水自出而愈矣。内须排脓定痛，万无一失。

敷方

山龙鳞即松木根绿衣者　生地黄　生大黄　雄黄　牡丹皮

上以好酒，捶极烂，敷四周，破后通敷。

骑马痈

此症生于粪门之前，阴囊之后，乃表里手足三阴三阳之所属也。毒在肾经，湿热流于太阳之间，热血积而成毒。缓治则

① 干：原作"甘"，据上下文义改。

成漏疮，大小便从此而出也。先亦可服补肾地黄汤二三剂，然后用败毒流气饮、内托追毒饮，更加排脓生肌，自然平复。此处不可用针，即用只可一二分深，慎之慎之。

败毒流气饮

人参 桔梗 枳壳 防风 甘草 柴胡 川芎 白芷 白芍 连翘 羌活 紫苏 金银花各等分

姜三片，空心温服。

内托追毒饮

人参 川芎 黄芪 桔梗 木香 枳壳 当归 白芍 白芷 皂角刺 槟榔 防风 甘草各等分 灯心一撮

空心服。

神方车前饮

车前草 龙胆草 赤芍 槟榔 忍冬草 木通 防己 猪苓 苏叶 甘草各等分

空心温服。

敷方

海螵蛸[1] 孩儿茶 雄黄 牛黄

以上同生姜、葱捣敷毒上。

① 海螵蛸：原作"海螵硝"，据中药药名统一改。下同。

图形十症

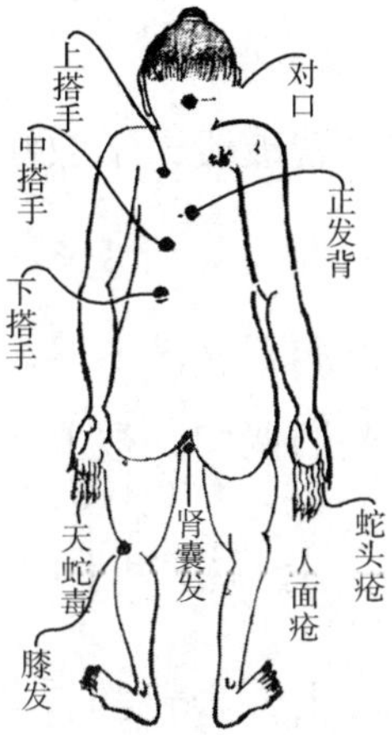

对 口 发

此症生于横山骨之下，百劳骨之上，正对口面而生。其症甚酷，痛楚上连脑顶，下连心肝，乃手足三阴三阳之总司也。治之不善必死。由心思过望，郁热上升，炙煿多食，心脾湿热，故生此疾。始觉，先宜海马崩毒方见上发背及祛毒一扫丹，后服三香内托散、定痛消毒饮。内须排脓定痛，外须敛口生肌，不然，则颈项筋脱而毙矣。

三香内托散

木香　乳香　藿香　黄芪　厚朴　紫苏　桔梗　枳壳　官桂　人参　当归　乌药　白芷　白芍　甘草　川芎　防风各等分

食后服，加升麻、干葛。

定痛消毒饮

绿豆粉酒炒　龙胆草酒炒　蒲公英酒炒　荆芥穗　甘草　天花粉　乳香　没药　当归　桔梗　升麻　川芎　白芷　防风各等分

食后温服。

敷方

地龙甲即枸杞子刺也，略炒焦

研极细末，酒调敷。若破溃，干敷甚妙。

又方

地龙甲　山龙鳞　龙胆草　忍冬草　生地黄　雄黄

研极细末，以猪胆共酒调匀，敷上。

上　搭　手

此症生于饭匙骨①之上，去背沟二指之边，乃手足太阳太阴之所司也。去肺膈不远，最忌勾割。由下元枯竭，上焦积热。宜滋阴降火，用三香内托散、大黄柏、知母、连翘、金银花，定痛消毒饮入黄柏、知母、栀子、金银花、鼠粘子、连翘、黄芩、天花粉，相兼而服，后排脓定痛，敛口生肌，可愈二方见前对口发。

神方白芷散

白芷　连翘　黄柏　乳香　柴胡　没药　升麻　羌活　忍冬草各等分

用竹叶二十八皮②煎，食后温服。

敷方

生地黄　忍冬草　仙人掌　半边莲　雄黄　清凉蒿　龙胆草　车前草各等分

① 饭匙骨：即肩胛骨。

② 皮：用作单位词，同“片”。

用好酒捶烂敷上，神效。

中搭手

此症生于背沟中心侧三指之间，亦系手足太阳太阴经之所司也。离脏腑甚近，不宜用刀针之处。由肾水不足，心火有余，郁热相兼，致生此疾。宜顺气清热追毒，先服三香连翘汤，次服定痛清热饮，然后定痛排脓，生肌而愈。

三香连翘汤

香附酒炒　木香　乳香　连翘　当归　羌活　鼠粘子　金银花　车前子　芍药各等分

空心温服。

定痛清热饮

人参　黄芪　白术　连翘　当归　羌活　生地　麦冬　皂刺　木香　乳香　桔梗　川芎　白芷　金银花各等分

食后温服。

敷方

龙胆草　忍冬草　黄柏　雄黄各等分

以好酒捶烂，细末敷毒上。

下搭手

此症生于腰腿近半寸之处，乃足太阴经之所司也。此症痛苦殊甚，由肾水耗散，心肝热炽。宜先服益肾制火汤、定痛败毒散，排脓生肌则愈。

益肾制火汤

黄柏　知母俱盐水炒　连翘　地黄　白术　芍药　黄连　川

芎　黄芪　甘草　人参　当归　肉桂各等分

空心温服。

定痛败毒散

乳香　香附　木香　紫苏　忍冬草　枳壳　羌活　牛膝　黄芪　甘草　白芍　柴胡　玄胡①　黄芩各等分

空心温服。

敷方

龙胆草　忍冬草　百草霜　雄黄　地骨皮　京墨各等分

好酒捶烂，极细，敷毒上。

正发背

此症生于中背当心，不上不下，不左不右，正对心胆。比诸毒犹甚，与对口疮相同一体，乃通身经络之所齐分也，最不易勾割。主治与前发背同，方药不另开。若生于背上，因饮食而感其毒，在脾肚之间，急宜用药治脾肚中之毒，内外夹攻之。然脾易作臭，急服吃药。初发用夺命汤以能内消化毒、消肿托里散、内托千金散，中间敷解毒生肌定痛药，四围敷拔毒散，结果用生肌，必定见效。如发于右脾中，恐其毒奔入心，火大要用吃药散之，敷点截住，不令攻心。如在通背背肿，不可救之，消者可疗。诸疮痛痒，皆生于心，主血而行气。走痛诸疮，皆有玉沥敷散，就可灯火针三四针为妙，用前化毒消肿托里药，再加南星、草乌、木鳖、贝母、大蒜、生姜、米醋调敷口，二三日夜即消。常以醋调湿。若背发两头尖，此症两头小，四边

① 玄胡：原作“全乎”，据中药药名统一作“玄胡”。下同。

散攻者，乃是饮食所致也。而气食相关合，因虚而成之，气虚而散，所以关口而阔，急服内消药，亦宜补阳也。若生于背头在上，发最不易治，乃是反证，却要仔细用药。此名蜂窝发，全在吃药，托里生肌，定痛散血，恐其毒攻心入膜，必难治疗，因心火未散故也。

夺命散

治痈疽疖毒肿臖①。

归尾　乳香　贝母各一钱　山川甲六钱　炒赤芍五钱　皂刺烧　金银花各三钱　没药二钱　防风　陈皮　白芷各五钱　天花粉八钱

十二味，每服一两，白酒一大碗，煎至半碗，勿令走气。制药忌妇人、鸡、犬。随病上下服药，妙。

消肿托里散

人参　白术炒　赤苓去皮。各六钱　桔梗　滑石　金银花各二钱　栀子　荆芥穗各五钱　当归　川芎　瓜蒌　黄芪　石膏　苍术　赤芍　麻黄　大黄　芒硝　黄芩　防风　连翘　薄荷　甘草各一两

小便不利加车前子、木通，疼痛加乳香、没药，咳嗽加半夏。

上每服五钱，水二盏，葱一根，热服，出汗为度，又利二三次即愈。

又四围敷药化毒散，又名拔毒散，治一应诸疮，并脚疾。

独角莲　红内消　赤芍　白芷　防风　紫河车各等分

为极细末，用油调敷之，干掩。

① 臖（xìng 兴）：肿胀。

囊　发即外肾痈也

此症生于阴囊之上，乃足厥阴之所司也。其疾亦酷，由心热下流，阴道多虚，湿热相聚，致生斯毒。若不速治，肾囊裂，丸外悬。可用青荷叶包之，或无，以紫苏叶洗净毛包亦妙。内须败毒流气、清心流气饮，外则敷搽可安。又有一名悬痈，阴囊上肿而痛，乃膀胱、肾经感寒湿邪气，偏肾于阴之经络，至血气凝滞，寒湿气不散，作为此病。即服托里散加车前草、木通、淡竹、牵牛、何首乌、脚莲。后用内消散，及生肌定痛散敷之，用膏药贴，更服前药秘传流气饮，神效。

败毒流气饮

紫苏　桔梗　防风　柴胡　羌活　川芎　白芷　白芍　槟榔　甘草　大腹①皮　当归　木香各等分

空心温服。

清心流气饮

白术　猪苓　泽泻　青皮　麦冬　防风　柴胡　羌活　香附　甘草　茯苓　川芎　赤芍　紫苏各等分

空心温服。

敷方

用生肌散敷之，如不便，用后药亦妙②。

洗方

用此药煎汤干净洗之，并治臁疮。

---

① 腹：各本作“伏”，据中药药名统一作“腹”。下同。

② 各等分……亦妙：此二十三字原脱，据天德堂本补。

防风　白芷　赤芍　苦参　苍耳　甘草节　荆芥　艾叶　金银花　归尾　羌活　薄荷　荷蒂　牙皂　蜂房　葱白　茶脚

先熏，后待温冷，用洗干净，以绢衣抹干。后用清麻油调前生肌定痛散敷之。如温干擦，无脓不要留口出毒。出脓水，用药已了，可便用墨盖了，用绢带紧缚三五转。外臁三日一换，不要打动，立有功效也。如要烂去腐肉，取生蜈蚣一条，同油放竹筒内浸死，火煅为末，加些小在前敷药内，敷之一昼夜。其痛不止，即洗去此药，却换前药敷之，即生肌。

天蛇毒

此症生于中指之上，由心经积热，邪毒攻指。初觉以芋头荷煎水洗之，五六月以芋头管湿搽疮上尤好，内服托里流气饮，敷方以蛇头疮仝方。

托里流气饮

人参　黄芪　当归　川芎　连翘　白芷　官桂　防风　芍药　厚朴　木香各等分

空心温服①。

敷方

用生肌散敷之，甚效，如不便，可用后药，亦妙。

又方

用干荷叶、干紫苏各等分，焙为细末，用酒调，厚涂赤肉处，外用油纸包之。

---

① 空心温服：天德堂本作“食后服”。

托里散

治痈疽诸症。

赤芍药　紫荆皮　羌活　独活　大黄　菾蒬[1]　当归　山蜈蚣　甘草　菾片　熟地黄　防风各等分

为极细末，随证上下用熟水调服。

仙方解毒生肌定痛散

痈疽发背诸疮并治。

黄连一两　黄柏四两　木贼　防风各一两　苦参四两

加羌活、独活为散，大瓦瓶盛水，入前药煎汤。以炉甘石十个，用炭火煅通红，钳出在汤药内，不问几片，大小皆要，以酥内有青色方妙。如石不酥，再将前药渣煎汤，再以石淬酥为度。却将瓦盆盖在地上一昼夜收火毒，将起，候干，研极细末。此石十斤，石膏十斤，别研极细末拌匀，和后药用度。赤石脂煅，谷丹炒，此二味同前打，和南木香、血竭、降香节、乳香、没药、白芷、黄连、黄柏、百药煎、雄黄，水不干加螵蛸去皮、无名异煅、蓼叶烧灰。上各为极细末，与前药拌匀和用之，敷中间。

验方

治指痛连甲，以扁豆为末，用水调封指甲即愈。

又方

治手大指、次指隔界处忽生肿毒，痛不可忍，俗名丫指。用生螃蟹捣烂，涂之，立消。若不早治，必烂人手。

---

① 菰荑：芜荑。

蛇头疮

此症生于大指之上，其次众指生之。皆因五脏热毒所积，内蕴邪热，故外发于六经起指之端。宜泄六经之毒热，先宜连翘泄毒汤服，外用敷药，可以收功。不然痛楚彻心，初起时，以独角莲煎水，可消。

连翘泻毒汤

连翘　青黛　木香　羌活　紫苏　桂枝　黄连　麦冬　五味子　甘草　薄荷　白芷　防风各等分

食后温服。

敷方

蛇头疮作痛连心，日久呻吟未肯停。猪胆雄黄涂指上，自然痛止得安宁。

膝　发

此症生于两膝之上，乃足少阳经之所属也。宜服拔毒流气饮，排脓生肌可矣。不然七八年不好，由此而成跛足，因而丧身，其脱踵之祸可至矣。

拔毒流气饮

鼠粘子　黄柏盐水炒　防己　木瓜　木香　大腹皮　紫苏　白术　金银花　前胡　地骨皮　黄连　麦门冬　槟榔　赤芍　何首乌　牛膝酒炒　甘草各等分

姜三片，空心服。

神仙牛膝汤

川牛膝　防风　乳香　木瓜　黄连　天花粉　没药　人参　贝母　槟榔　甘草　白术各等分

空心温服，就以此汤洗疮，甚妙。

敷方

贝母为细末　槟榔磨水

二味调匀敷之。若以万灵膏贴、生肌散敷之，亦收上功。

人　面　疮

此症生于膝上，有巢穴，有口眼。盖由心肝壅热，下流胯膝及冤业[1]所致。可作善事忏悔，然后服药。用流气饮，久之不好者，服苦参丸补肾水，敷解毒生肌定痛散即效，后用膏药并生肌药填在疮口内。

苦参丸

苦参四两　防风　荆芥　白芷　独活　川乌生，去皮　何首乌　山药　川芎　茯苓　蔓荆子　栀子　牙皂　白蒺藜　羌活　黄芪　白附子　草乌

后四味名四生散。各一两，草乌只三钱半，共为细末，水煮面糊丸，如梧桐子大，每服三五十丸，日进二三服，空心南酒[2]吞下。如不饮酒，以好茶吞服。即补肾水，无有不效也。

神方白芷散

白芷　升麻酒炒　桔梗　黄连酒炒　川芎　羌活　连翘　甘

① 冤业：佛教用语，指累生所种之因，必受果报。
② 南酒：广义的南酒是南方产的黄酒，以区别北方的白酒。

草　忍冬草酒炒。各等分

食后服。

敷方

牛黄　雄黄　麝香　乳香　没药　儿茶　海螵蛸各等分

为细末，酒调敷之。

图形十三症

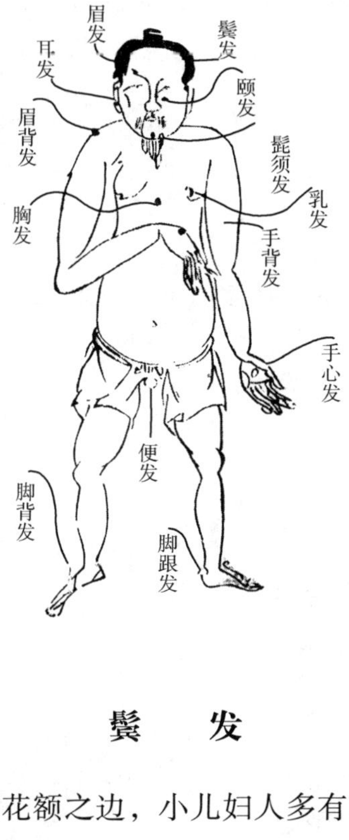

鬓　发

此症生于两鬓花额之边，小儿妇人多有之，男子生此者多致不救。乃手足太阳、少阳之所主也。因心肝壅热，头额受风，故生斯毒。宜宣泄二经之热，用柴胡升麻汤排脓生肌，可愈矣。

柴胡升麻汤

生地　柴胡　升麻　蒿本　羌活　麦门冬　防风　黄连　当归　赤芍　蒲公英酒炒三次。各等分

食后服①。

眉　发

此症生于两眉之间，灿烂如人眼目，甚可畏也。小儿生此立死，大人生者十全五六，乃手足少阳之所属也。疗此开破千金口，古人岂虚言。宜用海马崩毒法方见上发背，不然脓血浸眼，两目先坏矣。宜清心莲子饮、羌活败毒汤相兼。如治后须排脓生肌时，常上可保无虞矣。

清心莲子饮

车前子　莲子去心　黄芩　黄芪　人参　白茯苓　麦门冬　地骨皮　甘草各等分

食后温服。

羌活败毒汤

地骨皮　人参　黄芪　羌活　独活　忍冬花　连翘　干葛　升麻　川芎　贝母　白芷各等分

俱酒炒，食后温服，

敷方

牛黄　辰砂　雄黄　儿茶　乳香　没药　血竭　螵蛸各等分

为细末，好酒调搽疮上。

---

① 图形……食后服：原脱，据天德堂本补。

耳风毒

此症生于耳门边，乃心肾湿热上冲而然也。有五种：㽷耳、瘴耳、壅耳、湿耳、燥耳。治之先以清肝流气饮，后服定痛降气饮。若聤耳、㽷[1]耳用针刺破，以清凉膏药贴之，生肌散敷之。方见前首

清肝流气饮

枳壳　桔梗　黄芩　前胡　羌活　独活　赤芍　防风　川芎　荆芥　白芷　升麻　连翘　柴胡　甘草各等分

俱酒炒，煎服。

定痛降气饮

柴胡　紫苏　厚朴　陈皮　半夏　前胡　防风　川芎　白芷　当归　白芍　羌活　升麻　甘草

俱酒炒，煎服。

清凉膏

独角莲　黄连　黄芩　黄柏　大黄　玉簪花　郁金　皮硝　白芨

上各等分，研极细末，鸡子清、油调敷，留头。

颐发

此症生于颧骨一寸之下，乃手足太阳阳明经之所属也。因脾肺积热，上冲面颊，故生此毒。宜升麻解毒汤治之。初起用

① 㽷：原作“簟”，据上文改。

神方①，以点椒②、雀茶煎汤漱口，一日千余次数之，毒气随漱而消也。不然，稍迟脓起根大定成腮漏，俗名漏腮是也。内服追毒散，外用生肌散即愈矣。

升麻解毒汤

升麻　白芍　羌活　川芎　白芷　玄参　防风　甘草各等分

食后服。

追毒散

连翘　白芷　羌活　防风　升麻　黄连酒炒　金银花　人参　黄芪　黄芩　荆芥各等分

食后服。

敷方

海螵蛸　雄黄　白芷各等分

共为细末，敷疮上。

髭须发

此症生于胲颐地骨之处，乃手足太阳阳明经所属也。盖因饮酒过多，蓄热冲上。初起如粟米数十粒，渐渐浸烂，须成脓溃，痛痒不一，终年不愈。始生亦与漱口法漱之，及以熟艾、木鳖子、雄黄、白矾、白芷同杵，作一大饼点着入磁罐内，以颏入罐口熏之，四围紧塞，勿令火气冲脸。后服升麻解毒汤及追毒散，外用敷药可效。方见前颐发

① 神方：即“神方白芷散”，方见“人面疮”。

② 点椒：为花椒别名。

敷方

石脂　螵蛸　雄黄　白矾各等分

共研为细末，敷疮上。

眉　背　发

此症生于两眉背之上，乃手足三阴三阳之所司也。由风热上冲，湿气积而成毒，或负重伤，因而结核。不速治之，终年月日如故。宜用内托流气饮治之，外以清凉膏贴之，及生肌散敷之，自愈。方见前耳风毒

内托流气饮

黄芪　生地　川芎　白芷　赤芍　防风　玄参　桔梗　羌活　人参　黄连　柴胡　连翘　忍冬草　甘草各等分

食后服。

敷方

半边莲　大风子　皂角子　仙人掌　雄黄各等分

细末敷之。

乳　发

此症生于两乳之上，乃厥阴阳明所司也。有内吹、外吹之辨，惟妇人生此。由二经风热壅盛，气血凝盛，遂成此毒。内吹者由儿在胎中，口气吸着乳房而生也。初起时多着艾灸，毒必从火而散矣。外吹者，喂乳之时，儿含着奶睡，口气呵着奶头而生也。初起时亦用艾灸，则可矣。内吹初起时，以火罐吸之可效，外吹初起揉令乳透亦消。若内吹已成巢穴，必待产子方愈。外吹而不治，必致穿胸走胁而毙矣。宜一醉忍冬汤、败

毒流气饮、定痛乳香汤治之，外用万灵膏、生肌散，自取其效。若番花、石榴发乳者，此二症不可治。三十二三者可疗，四十以上者宜早治。急用药吃敷，如不生肌者，难治必死。

一醉忍冬汤

忍冬花　蒲公英各二两

上以好酒煎之，随量饮醉，醉后令睡，此其功也。睡觉则疾如失矣。

败毒流气散

紫苏　桔梗　枳壳　防风　柴胡　玄胡　连翘　川芎　羌活　升麻　白芷　当归　皂刺　黄芪　甘草　金银花各等分

食后温服。

定痛乳香汤

人参　黄芪　川芎　当归　白苓　乌药　香附　赤芍　白芍　乳香　连翘　金银花各等分

食后温服。

敷方

血见愁　地骨皮　牡丹皮　金银花　生地　过山龙　胆草各等分

用好酒捣细，敷上。

又方

百草霜　乳香　没药　熊胆　儿茶　龙泉粉　螵蛸　雄黄　绿①豆粉　麝香各等分

---

① 绿：原本作“菉”，今按药名统一作“绿”。

捣为细末，敷疮上。

又方

治乳硬结核疼痛用。

青皮　石膏　甘草节　瓜蒌仁　青橘叶　当归　没药　皂刺　金银花各等分

半酒半水煎服。

胸　发

此症生于正胸膛上，去结喉三寸，离心窝不远，乃手足六经交会相关所司也。此症最酷，促人死于三四日之间①，不速治之，骨裂皮开，甚可畏也。宜先败毒定痛，勿使长大，稍加长大，百无一救。败毒以牛黄、雄黄、熊胆三味研细，香油调泥，四围绝之，勿使开花可也。定痛以乳香、没药为末，用火纸裹为筒，外用青布包卷，着清油浸点，着于毒头上及四围照之，若痛直照至不痛，不痛要照至痛，此神方也。内服祛毒正心饮、清热护心汤，勿使开花穿穴，否则神仙难治，慎之慎之。

祛毒正心饮

忍冬藤　神曲　麦冬　莲肉　生地　白茯苓　连翘　川芎　当归　桔梗　青木香　柴胡　黄芪各等分

食后服。

手 背 发

此症生于两手背上，乃六经之所属也。由心肝积热，流于

① 间：原本作“问”，据天德堂本改。

手背，遂成此毒。始觉宜铁圈散方见前首，后用定痛流气饮，并内托散治之，外用万灵膏、生肌散方见前首治之，可收全功。若秋毫差错，重如泰山，可不慎哉？

定痛流气饮

人参　黄芪　当归　川芎　白苓　乌药　枳壳　羌活　乳香　白芍　白芷　防风　连翘　甘草各等分

食后服。

内托散

金银花　羌活　升麻　当归　川芎　防风　乌药　肉桂　白芷　人参　黄芪　厚朴　木香　连翘　甘草

俱酒炒，食后温服。

神方白芥子散

白芥子　桂枝　羌活　金银花　黄连　天花粉各等分

食后服。

敷方

牡丹皮　地骨皮　丝瓜子　金银花　天花粉各等分

俱酒炒好，酒捶细敷上。

又方

血见愁　地龙骨　龙胆草

用好酒捶烂敷之。

便　发

一名疳疮，此症生于阴头之上，乃人身任脉之总司也。由饮酒贪色过多，湿热下流下焦，或行房沾惹，或妇人有阴毒而致者，或与行经交合而致者。惹症虽各不同，而为则一也。如初起之时，神方用紫花射干三寸，生姜一钱，水一钟煎，空心服之，得利小便即效。若肿痛，宜木香流气饮、槟榔追毒饮治之。如灿烂亦宜敷贴，不然脓血窍胀，痛难禁矣。

木香流气饮

木香　木通　紫苏　荆芥　半夏　猪苓　泽泻　连翘　苍术　赤芍　车前子　黄柏　黄连　白苓　萹蓄　穿山甲各等分　灯心一撮

空心服。

槟槟榔追毒饮

牛膝　槟榔　猪苓　木通　连翘　黄柏　忍冬草　生地黄　通草　甘草各等分　灯心一撮

空心服。

熏洗药

花椒　连须葱　韭菜

煎浓水洗二次，上生肌散，取汗为度。

敷方

牛膝冬月用根　通心草　车前草　忍冬草　龙胆草

用好酒捣烂，敷之。

又方

赤石脂　雄黄　血竭　儿茶　白矾　海螵蛸　乳香　黄连各等分

研极细末，用黄白蜡煎溶，摊油单纸上，包药末安阴头上，神妙。

搽方

见效极速。用多年墙上白螺蛳壳，不拘多少，洗去土净，火煅，研为极细面，用六分，上好眼药坯四分，冰片五厘，另研和匀，米泔水洗净疮，拭干，将药搽上，就结厌①，勿爬②破，任其自落，已试验过。

又方

红毡烧灰存性，五钱　干桃树上干者，烧灰存性，五钱　炉甘石火煅黄色，童便淬七次，二钱半

上为细末，临搽入片脑少许。其疮先用椒葱汤洗净后，以药搽上。三次即愈，已试验过。

脚背发

此症生于脚背之上，筋骨之间，乃足三阴三阳之所司也，此比手发尤毒。由湿热相搏，血滞至阴之间，或赤脚沾惹毒虫涎毒，或肿破皮致染秽污触犯而成者。始觉宜铁圈散围之方见前首，次用敷药，后用坠毒沉香饮、三香木瓜汤，又以万灵膏生肌彻脓收口，可获全功矣。

坠毒沉香饮

沉香　木香　牛膝　槟榔　生地　金银花　龙胆草　木瓜根各等分

空心温服。

三香木瓜汤

沉香　木香　乳香　防己　槟榔　地骨皮　牡丹皮　金银

① 结厌：结痂。
② 爬：用指甲搔。

花　木瓜　黄连各等分

空心服。

掌心发

此症得于消渴，病发于手足指者，名曰脱疽。其状赤黑者不治，不赤黑者可疗。如治不得法者，赤黑必死矣。初发可治，消渴，服流气饮方见脑发及苦参丸方见人面疮，解毒生肌药，可急疗之。又传治此法用桐油及无名异煎至沸，入花椒一勺，看疮大小，剪蓼叶在内同煎，浸一七后，单用此药贴疮上即安。手指发亦同前治。

脚跟发

此症生于脚跟之上，由汗涉水，或远行伤筋，或湿热流注而致。初起勿视容易。初生之时必痒，可将艾灸之，蓄十余日自愈。如其不然，终年不敛，脓淋漓，宜万灵膏贴、生肌散敷之二方见前首。痒时用椒盐汤洗，内服五味子汤可矣。

五味子汤

川牛膝　防己　槟榔　赤芍　五味子　鼠粘子各等分

空心服。

敷方

乳香　没药　螵蛸　赤石脂各等分

以黄白蜡熔开，入药末于内，摊饼上包贴患处自愈。

一方

治脚疮，因饮食起居亏损足三阴所致，或被犬咬而成。若慢肿食少者，用补中益气汤。若咳嗽吐痰者，宜八物汤加芪、桂，或八味丸。若久不敛口，滴尽气血必死。

卷之二

图形十一症

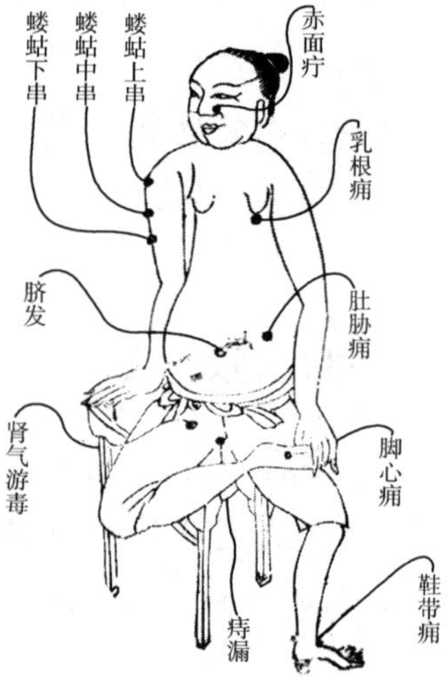

赤 面 疔

此症生于正面之上，乃心脾经积热而上炎于面故也。初起如黍米大，略痒，不甚痛楚，切勿抓破。若犯之，其害甚矣。将铁圈散围之，后用追毒饮、崩毒饮治之。若肿起，内只服药，脓热[①]自穿，以生肌散敷之神效。二方见前首卷内

追毒饮

白芷　升麻　羌活　防风　柴胡　川芎　桔梗　黄连　乳香　没药　雄黄　甘草各等分

① 脓热：疑为“脓熟”之误。

食后服。

崩毒饮

雄黄　儿茶　朱砂　血竭　白矾　乳香　没药　白芷　牛黄　甘草　木香各等分

葱白三根，水一钟，煎六分，食后温服。加穿山甲，名海马崩毒饮，治疔散。

蝼蛄三串

此症上下三种，因受湿毒伤于肤，气血伤于肾，怒气伤心，而瘀血滞气相搏，故成此串毒也。宜服流气饮、三香内托散，外贴万灵膏、生肌散。每蛄处爆以灯火，肩井、肘后穴各灸三壮，其疾可愈。不然脓血彻骨，则手为废手，人为废人矣。二方见前首卷内

流气饮

紫苏　桔梗　枳壳　乌药　甘草　芍药　白芷　川芎　防风　厚朴　木瓜　香附　官桂

水二钟，姜三片，枣一枚，不拘时服。

三香内托饮

人参　黄芪　当归　川芎　芍药　甘草　乳香　乌药　防风　官桂　厚朴　桔梗各等分

姜、枣煎服。

乳根痈

此症生于两乳头之下，乃厥阴阳明之所司也。因血气壅滞，热湿蕴蓄，故生此毒。宜海马崩毒饮、败毒定痛饮，外用万灵

膏、生肌散。用一醉忍冬汤，或多着艾灸，而内消可愈。敷方俱用前内外吹乳之法。方俱首卷内

败毒定痛饮

羌活　独活　白芷　防风　荆芥　金银花　升麻　干葛　连翘　黄芪　蒲公英　白芍药各等分

食后温服。

肚　胁　痈

此症生于小腹之下，近肚脐之侧，乃太阴脾经所司也。初起根脚如盘，寒战发热，由肾胃有热，心肝火盛始生。宜着艾灸，可使重变轻也。宜海马崩毒饮、内托流气饮，外用敷药彻尽脓，然后上生肌散，可保无虞。切戒勾割，恐伤肠胃，慎之。

内托流气饮

苏叶　桔梗　枳壳　肉桂　槟榔　当归　白芍　白芷　人参　黄芪　金银花　白术　木香　厚朴　川芎　防风　黄连　柴胡　干葛　甘草　鼠粘子各等分

食后服。

敷方

龙胆草　乳香　没药　牛膝　黄连　忍冬草　熊胆　大黄

上以槟榔磨好醋，捶药极细，敷毒四围。

脐　　痈

此症生于脐内，因食冷物、油腻之物，积聚于气海之间，聚结成痈。若不速治，即内溃。脐内出脓，四围坚硬，或出此血水者，即难治也。无此即生，用内托散加猪苓、泽泻、归尾、

黄柏、车前子、知母。脓尽多加白术、黄芪、熟地黄、山药，多服蜡矾丸。如未溃破，按之有脓，以行药①从大便中出甚妙。痛加乳香。如脐肿红痛，久服流气饮。针开口脓出四五个月不止，后用蒜盛艾灸，内服五香连翘汤。方见首卷内

五香连翘汤

丁香　木香　沉香　乳香　当归　贝母　连翘　人参各钱　羌活五分　麝香半分

肾气游毒

此症生于大胯，乃阴头尽处之地，乃足少阴肾经所司也。男子生此，由行房为风热所伤；女人生此，由行经为风湿所搏。始生，宜神仙敷毒失笑饼敷，毒可消。如肿盛，用定痛流气饮、槟榔坠肿丸剂治之，外用万灵膏彻脓。方见首卷

定痛流气饮

木香　连翘　槟榔　香附　木瓜　防风　牛膝　苏叶　桔梗　枳壳　大腹皮　金银花　厚朴各等分

空心服。

槟榔坠肿丸

初起，可用此方内消。

枳壳　槟榔　木瓜各一两　大黄半生半煨，二两　防风五钱

共为细末，炼蜜丸黄豆大，每用长流水吞五六十丸，微利六七度，毒即可消。

① 行药：此处指药性下行之药。

痔漏

此症生于肛门之下边，乃下焦所属也。酒色之人多有之。由火气下流，肠胃蓄热。形症杂行七种，主治则是一法。曰牡痔，牝痔，鸡肫痔，牛奶、莲花、通肠、番花诸痔。惟番花、通肠二痔难医，余者易治。诸痔初生，用艾隔蒜灸三四壮，去蒜贴肉灸一二壮，可不劳而成功也。治内痔之法，宜凉血解毒，升提其坠气可矣。治外痔法，宜用过天丝结断痔头，然后用药敷之，须服黄芩四物汤、猬皮丸、槐角丸、凉血地黄汤、解毒葛根汤可愈。若夫漏疾，或因附骨之疽，或因痔骨之开，而不肯生肌上肉，直至内溃脓血淋漓，宜蜡矾针以纳其穴，服汤丸以解毒凉血，乃贴万灵膏彻尽脓血，更上生肌散可矣。至若通肠、番花只消内，如上六方，皆可服之，自然取效。方见首卷

黄芩四物汤①

条黄芩六钱　当归　生地　白芍　川芎各一钱

水一钟，煎六分，空心温服。

猬皮丸

经霜槐角二个　猬皮三四个，用酒浸透

共为末，炼蜜丸，如梧桐子大，每服一百，加至五六十丸，或滚水，或温酒送下。

槐角丸

槐角半斤　槐花半斤　槟榔四两　猬皮二个，酒浸透　黄芩三两

共为末，炼蜜丸，如梧子大，每服一百丸，或白汤，或酒，

① 黄芩四物汤：原作“条芩四物汤”，据上文改。

空心送下。

解毒葛根汤

干葛　升麻　栀子　黄柏　枳壳　槟榔　羌活　赤芍　槐花　地榆①　甘草各等分

空心服。

结痔法

用过天丝缠痔头六七转，俟其自断，后用敷药，即生肌散是也。

蜡矾针

用黄蜡熔化，入枯矾少许于内，丸成小长条，纳入窍内，脓尽上生肌散敷之。

洗痔方

用马齿苋煎水洗，又用百花菜煎汤洗亦可。

一方

治男妇肛门肿痛，热毒。用防风一两，蒺藜一两，槐角一两，黄连一两，陈冬瓜皮二两，上为末，空心调酒服。为散煎水亦可。

一方

治肠风溅血，及肠出不收，三八恶痔疼痛不止者。用经霜后收取冬瓜皮，火上焙灱②，为极细末，临病以老酒调服一钱，神效无比。

一方

治肠风、脏毒、痔漏秘方。用大雄鸡一只，罩地板上不与

---

① 榆：各本均作“竽”，据中药药名统一作“榆”。

② 灱（xiāo 肖）：干燥。

食，伺其饥甚，别移于净地上，用猪胰四两，切碎，渐喂鸡，待其放屎，渐收下，如此二三日，候鸡屎积至四两，晒干，加入后药，透明矾四两，千叶雌黄、雄黄各六钱，胆矾五钱，朴硝一两，上各另研为粗末。用砂锅，须要宽高，贮药之余，上有半节空者。先以鸡粪一两在锅底，次以明矾一两，次以明矾①，次以雌黄，次以朴硝，次以雄黄，后尽以明矾在内，次加鸡粪在上，然后以新碗盖锅顶，簇炭火煅，青烟尽为度。候冷取出，入石碾研为极细面，再加乳香、没药各五钱，各研极细，和匀，以小口磁罐收贮。用时唾津调匀于手心，以新笔蘸点患处，日三五次，夜二次。先以羊毛笔蘸温汤洗净，软绢拭干，然后点药，庶得药力透肉。点后黄水沥出不止最妙，虽多不妨。三日后，其痔自干枯剥落，倘硬，煎汤频洗。白脱肠自红软收上，忌毒物酒色一月，即除根矣。内服后方，用雄猪大脏一副，去两头各七寸，用黄连去毛，净末一斤，槐花净末四两，装入脏内令满，用绳扎两头口，上用小麦数十粒，放甑上蒸三时，以脏黑，取看小麦极烂为度，入石臼捣如泥，丸如绿豆大。每服百丸，空心薄酒下。按：此方膏粱酒色人服之更妙。

化毒仙丹

治穿肠、痔漏二十四种恶痔等，杨梅，悉皆神效。

草乌三钱，用姜汁煮过心，不见铁器　海蛘十二个，去油，俗名炒鸡母，用笔管盛，焙干　蟾酥五分　朱砂一钱　雄黄一钱　乳香一钱半　丁香二钱　没药一钱半

上为末，或为丸，牙皂土茯苓汤送下。每日用一分末药，早米打糊为丸。如痔漏、臁疮，米汤下。如毒疮及筋骨痛，去

① 明矾：疑为“胆矾”之误。

海鲜，加蜈蚣为妙。此方与众不同，专治痔漏，大有神功。如绵花疮，筋骨酸痛者，削草除根，神效无比。

内消痔漏丸

川黄连酒炒　槐花末炒　冬青子焙干，各四两

三味为末，入猪大脏内，扎两头，煮烂捣如泥，后药再捣成剂。明雄黄一两，朴硝一两，白蜡一两，青黛五钱，上将白蜡熔化，青黛和匀，取起冷定，再碾为末，和前药捣匀。如硬加醋糊成丸，梧子大，空心酒送下百丸，神效。忌五荤、房事二个月，永不再发。

穿痔漏药线方

芫花根一两，要生者为妙　金银花一两　血见愁一两　没药五钱　乳香五钱

煮黄丝线，穿过漏孔，三五日取效，如漏孔穿裆，不治。

鞋　带　痈

此症生于脚背之前，臁骨之下，当太冲穴而生，乃热气流于下，湿气积于斯。宜槟榔定痛饮服，外贴万灵膏，脓血尽则上生肌散而愈。二方见前首卷

槟榔定痛饮

尖槟榔　牛膝　木瓜　乳香　黄柏各等分

空心服。

脚　心　痈

此症生于脚板之下涌泉之穴，乃至阴之所司也。由伏热在内，火气下流，或远行湿热所侵，或履湿地毒气沾惹，或被物

所涎①伤。始起宜火灸，内服牛膝汤，外贴万灵膏，脓尽上生肌散，自取乎效。不然，诚恐漏脚难治。二方见首卷

牛膝汤

土牛膝　土木瓜　黄柏　苍术　羌活　土茯苓　当归　黄连各等分

灯心煎，空心服。

敷方

龙胆草　忍冬草　地骨皮　通心草　车前草

用好酒捶极细，敷上神效。

图形十一症

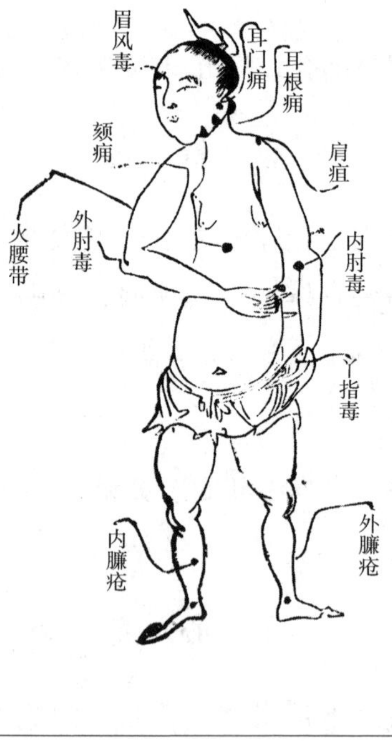

① 涎：天德堂本作“挺”，义胜。

眉风毒

此症生于两眉之上，乃脾肺属湿，故热冲上而聚于眉间也。宜败毒流气饮服之，外用万灵膏贴之。若破溃，生肌散敷之。初起觉痒，用灯火爆之，甚妙。二方俱见首卷

败毒流气饮

羌活　独活　桔梗　苏叶　柴胡　川芎　黄芩　黄连　当归　白芷　防风　升麻各等分

食后酒服。

耳门痈

此症生于耳门之所，乃肝肾蕴热而上炎，故生斯毒。宜清肝滋肾饮，外用万灵膏、生肌散。若初起时，用神仙祛毒一扫丹、神仙敷毒失笑散饼，立消。四方见前卷

清肝滋肾饮

生地　柴胡　升麻　青皮　白芷　桔梗　荆芥　川芎　黄柏　黄芪　羌活　独活各等分

食后温服。

耳根痈

此症生于耳珠之下，牙根之上，乃少阳阳明火旺而然。宜泄二经之热，用清热消毒饮治之。若初起用神仙敷毒一笑饼贴之可消，更用艾灸颊车、肩井二穴，各灸三壮，甚妙。方见首卷

清热消毒饮

柴胡　玄胡　升麻　黄柏　黄连　白芷　石膏　防风　玄

参　桔梗　生地　川芎　羌活各等分

食后温服。

颏　痈

此症生于地角之上，乃心肝积热。初起赤肿如弹，多着蒜灸之可消，服黄连解毒汤，外敷可愈。不然，遂成漏颏之患。若破溃，用万灵膏、生肌散自效。二方见首卷

黄连解毒汤

桔梗　黄连　黄柏　黄芩　羌活　栀子　连翘　升麻　甘草各等分

食后温服。

敷方

忍冬草　灯心草　车前草　地骨皮　过山龙　远志根

上以好酒研极细，用青袱包兜裹毒上。

肩　发　疽

此症生于肩膊之中，近肘后五寸之地，乃心肝积热而成此毒。先以托里流气饮服，如肿用神仙敷毒失笑饼敷之，若破须万灵膏贴，神效。一方见首卷

托里流气饮

人参　白芷　桔梗　黄连　肉桂　栀子　连翘　玄胡　柴胡　升麻　忍冬草　白芍　黄芪各等分

食后温服。

火　腰　带

此症生于肚旁之侧，近肋下五寸有余，初起如桃，渐渐赤

肿。因湿热伤脾，肝心伏毒，速用败毒流气饮，并短毒截腰法。不然，渐生五六小毒，沿腰如索缠转，先赤肿而后破坏，寒热交并，痛楚难禁，甚是危恶。必用千金救苦散治之，后用消毒散敷之，再用万灵生肌散可愈。二方见首卷

败毒流气饮

紫苏　川芎　羌活　荆芥　桔梗　独活　白芷　防风　人参　当归　黄芪　黄连　连翘　甘草各等分

食后温服。

短毒截腰

白及　雄黄各一两

共研极细，鸡蛋清调，敷毒上六七重，如干则易之，如此五六日，斯不再流，甚妙。

千金救苦散

羌活　苍术　白芍　连翘　黄连　桔梗　木瓜　升麻　乳香　没药　白芷各等分

食后服。

消毒散

石榴根皮　棠梨根皮　甜菜根皮　桑树根皮俱去土皮，洗净

以好酒研细，入雄黄、龙泉粉，再杵匀，敷毒上，肿自消。

内肘毒

此症生于肘后内侧，乃手六经有热，血滞而生，宜木香败毒饮治之。初起用上清消毒散敷之可散，若毒气肿，以万灵膏贴之，可溃而愈。方见首卷

木香败毒散

广木香　忍冬草　桔梗　羌活　当归　龙胆草　地骨皮　川芎　荆芥　甘草各等分

食后服。

上清消毒散

龙泉粉　雄黄　黄连　大黄　黄柏　黄芩　白及

上研细末，以鸡蛋调匀，敷毒上。

外肘毒

此症生于肘后外侧，亦手六经负热而生，治法同上。若肿大，用龙泉粉散敷之，未溃可消，已溃可愈矣。

龙泉粉散

龙泉粉　白及

共为末，以好酒调匀，敷毒上。

丫指毒

此症生于十指丫内，由湿热蕴结而生也。始生觉肿，就与肿上将艾灸之。不然，与猪胆、桐油搽之，亦效。若肿起而硬大者，与敷毒散上，自愈。

敷毒散

雄黄　螵蛸　白及　乳香　大黄　龙泉粉

共为末，用好酒或鸡蛋清调匀，贴疮上。

内臁疮

此疮生于两足臁骨内侧，由湿热浸骨而生，或跌撞破皮浸烂而成。神方用点椒、细茶、飞盐煎水洗净，用桐油纸燃熏之，再洗再熏，用黄蜡一两，清油五钱，枯矾五分，共入锅内煎熔，油单纸摊开贴疮上，待脓水尽，然后用生肌散敷之，败肉自落，新肉自生。

一方

用螵蛸一两，枯矾五分，研末，椒茶水洗净，敷之即效。

又一方

用雄黄、猪胆、桐油，共调匀搽疮上，甚妙。如年久烂脓汁淋，臭不可当者，用乳香、没药、樟①脑、细茶各一钱，血竭八分，轻粉、龙骨各一钱，胆矾四分，汞渣一钱，制乳没炒出油方止。以上九味共研细末，要鸭嘴一个，烧灰存性，称多少重，女发烧灰，与鸭嘴般重，俱末，入前药，真麻油调匀，用伞纸二重洗干，夹药于中，将布紧紧扎，名曰隔纸膏。每日下午用药水洗贴，或二日一换，肉将平，四日一换亦可。忌牛肉、笋鸡、小鹅、麦食。

洗疮药

艾叶一掬　花椒一钱　千年桃枝　葱根

水一罐煎，每日一洗。临洗时先用飞矾略掩疮上，停少许，用絮将药水轻轻洗去腐肉及脓，拭干方贴膏药于上，神验。

外　臁　疮

此疮生于两足臁骨外侧，亦因湿热浸肉而生，或撞抓破皮而生。治法俱同内臁，只正臁骨生者尤毒。神方用点椒、雀茶、

① 樟：原作“獐”，据中药药名统一改。下同。

盐水洗净脓，用乳没、螵蛸末，以熟艾均火纸作筒，青布包卷，桐油浸透，点于疮上，照四围。若痒熏至痛，痛熏至痒，仍以雄黄、猪胆，桐油调匀搽之则愈。如年久不愈者，多因肾水虚败下流，可服苦参丸补肾水，用解毒生肌定痛散，后用秘传隔纸膏药，老松香、樟脑、黄丹炒、水龙骨、轻粉。不愈，加白芷、川芎、螵蛸共为末，熔化松香，加些清油和之，以油纸随疮大小糊袋，盛叶夹之，用水洗疮，缚在疮上，二日一换，四日一换。若单用白芷、川芎、螵蛸三味煎水洗之亦效。方见首卷

一方

黄蜡一两　头发一拳大　香油一两　轻粉二钱，另研　猪胆二个

上先将香油熬四五沸，次下黄蜡，又熬四五沸，再后下头发，文火熬，用槐柳条不住手搅，候发消化滤净，后下轻粉略熬一时，取起放磁碗内，冷水浸少须[①]即成膏。一切湿疮、臁疮贴半日，黄水流出拭干，加药再贴，一七痊愈。

又方

用大风子肉、杏仁、松香、花椒、葱头捣烂，作饼如疮样贴之，每日一换，贴膏时用米泔水洗之。

又方

用黄丹、官粉各等分为末，用油纸将黄蜡熔化，涂纸上，将药搽贴疮上，立效。

---

① 少须：疑为“少顷”。

图形十三症

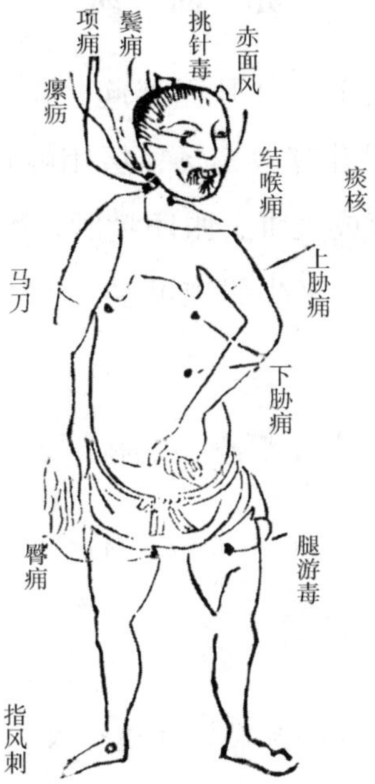

鬓　痈

此症生于两鬓发之中，由脾肺心肝热毒积聚而生，宜清热解毒，用败毒清气饮治之，外用敷药，脓尽用生肌散长肉。方见首卷

败毒清气饮

紫苏　桔梗　枳壳　当归　川芎　白芷　白芍　干葛　柴胡　前胡　羌活　连翘　升麻　甘草各等分

食后服。

敷方

白及　青木香　龙泉粉　乳香　雄黄

好酒捶细末，敷上。

赤面风

此症生于正面之上，红肿而浮起。初觉宜发散，乃心肝血气壅冲上而然也。用升麻散毒汤，后用败毒清气饮，外用一扫凉散搽之。若稍迟变成大毒，眼闭嘴肿，颧高颐凸，甚可畏也。宜万灵膏彻尽脓血，后上生肌散可也。方见首卷

升麻散毒汤

白芷　升麻　干葛　芍药　桂枝　连翘　羌活　桔梗　当归　荆芥　甘草各等分

食后服。

一扫凉散

熊胆　儿茶　乳香　片脑　牛黄　雄黄

共研末，用黄连、黄柏煎井花水调药末，鹅毛刷肿处。

挑针毒

此症生于两眼上下二眶，由肝脾积热，故生此毒。始生时，以冷水拍后项背膊百余遍，看红筋白泡起处，用小针刺破其泡，则肿自消。

一方用黏谷七粒，每粒轻轻针七下，其泡亦消，内服败毒流气饮。方见首卷

项痈

此症生于后项耳后之处，由五脏积毒，热血腾出于项间，气血结聚而成毒。当用败毒流气饮及内托流气饮治之。始觉用

神仙祛毒一扫丹、敷毒失笑饼敷之，内服煎药，可内消而愈。如不然，须贴万灵膏，俟脓血溃尽，生肌散敷之。方俱见首卷

败毒流气饮

紫苏　桔梗　枳壳　防风　柴胡　川芎　羌活　白芷　当归　芍药　金银花　连翘　升麻　干葛①　甘草各等分

食后服。

内托流气饮

人参　黄芪　厚朴　紫苏　桔梗　枳壳　官桂　槟榔　乌药　防风　白芷　川芎　白芍　柴胡　连翘　金银花　当归　甘草各等分

食后服。

结　喉　痈

此症生于结喉之间，号曰海门第一关。毒最危恶，由心肝火热炎于肺脾，毒气攻喉。宜败毒流气饮、内托流气饮，肿起用万灵膏贴，脓溃用生肌散敷之。不可妄用针刀，以取危笃，慎之慎之。方见首卷

附：结喉痈内治流毒诗一绝

结喉起红肿，海门第一关。调治须当速，如迟即是难。研烂杏仁米，小添牡丹皮，雄黄与山甲用炒焦，枳壳及玄参，红花槟赤芍花酒炒槟榔，磨赤芍生用，广木泽兰甘木香磨甘草水，泽兰酒炒，引用皂角刺，修合一般般。将军②先下阵药煎熟后下四钱生军，喉

① 干葛：此二字底本无，据天德堂本补。
② 将军：大黄之别称。

毒霎时安。病人真造化，叩拜谢医官。

瘰疬

此症生于耳后及项间，一名九子疱，一名走鼠疱，其实皆瘰疬也。多起于少阳一经，及阳明经有之，以多气少血故也。盖由嗜欲太甚，饮酒太过，食味太厚，思想太极，所愿不遂意，外感湿热，内蕴七情六欲，或传染，或误治，种种不同，为灾则一。男子见此潮热频生，女子见此令经不调，渐渐不治，神仙莫救。神方：于初起之时，或见一二种之际，或耳后项下有连珠，就于初起大核之上艾壮灸之，或核上各灸五六壮，或七八壮，十壮止，更于肩井、风池、肺腑①、缺盆各灸三壮，真起死回生之妙用也。灸后服清痰、降火、消风、败毒之药，可收全功。每见今人不行火灸之法，而听下工频敷烂药，甚则勾割，以取丧亡，又谁咎哉？此症前后宜服清痰和气饮、开郁清痰丸、清肝流气饮、清风和气饮、救苦化核汤。要清心养性，淡味节食，可保终吉。此症生于富贵膏粱之人，多费调理，以味厚欲深故也。生于贫贱藜藿②之人可保无虞，以味薄欲少故也。古人治病以膏粱、藜藿不同，正此议也。治此疾者，当各尽心，庶不致大害。又有万灵膏、生肌散，灸疬后，用此贴之。清肌、消毒、长肉、拔痰，是为圣药，既溃后用此贴之，彻脓败血，长肉消毒，是为神方。若二方真疬症无敌也。二方见首卷

清痰和气饮

半夏法制　陈皮去白　玄参　桔梗　荆芥　白芷　黄芩酒炒

① 肺腑：疑为“肺俞”。
② 藜藿：本意指粗劣的饭菜。

黄柏酒炒　当归　紫苏　升麻　川芎　木香　防风　昆布　甘草　天花粉各等分

食远仰卧服。

开郁清痰丸

半夏法制　陈皮　香附醋浸　川芎　苍术　白术　羌活　当归　桔梗　黄芩　玄参　黄连　白芷　石膏　连翘　贝母　枳壳　螵蛸酒制　海石　青黛　昆布酒制　甘草　天花粉各等分

炼蜜为丸，如梧桐子大。每服五六十丸，用姜汤或茴香汤，空心下。

清肝流气饮

防风　紫苏　桔梗　枳壳　乌药　厚朴　玄胡　川芎　当归　羌活　甘草　萝卜子各等分

不拘时服。

消风和气饮

紫苏　桔梗　枳壳　乌药　香附　茯苓　半夏　厚朴　柴胡　青皮　羌活　赤芍　甘草各等分

姜三片，枣二枚，空心服。

救苦化核汤

人参　黄芪　连翘　丹皮　生地　熟地　白芍　柴胡　当归　羌活　防风　昆布　三棱　桔梗　玄参　升麻　甘草　龙胆草各等分

水一钟，姜三片，温服，仰卧一时。

神效敷疬方

乳香　没药　血竭　螵蛸　儿茶　熊胆　朱砂　牛黄　麝

香　雄黄　赤石脂　穿山甲　云母石　百草霜　白芷　鸡头骨　鸭头骨　猫头骨　犬头骨　龙骨　青鱼[①]　鲤鱼胆　虎骨各等分

研末敷上，已未破，用万灵膏贴之。

近访内消散

连翘　荆芥　陈皮　羌活　桔梗　防风　川芎各四两　当归　厚朴　枳实　知母　半夏酒浸　桃仁　黄芩　白芍　赤芍　生地　熟地　栀子　人参　干姜　昆布　海带　海蛤煅　海藻五钱　金银花四两　夏枯草　穿山甲炒，五钱　甘草

以上用夏布袋洗滤盛药，吊在坛内，用生酒五六瓶，先用四瓶煮一炷香，又渗二瓶，煮一炷香。每日饮二次，随量饮二三钟，不可多饮，尽了再点药，煎酒自消。如未破，将五花线卷成饼，铺倒疬核，在线边上三处，三壮灸之，切莫灸当顶。如已破，万灵膏贴之。

又方

初起时，于大核头上着艾灸，或三七壮。后用药烂之，硇砂、胆矾、人言、血竭等分共末，用纸团水湿蘸药末搽疮上，外用膏药封固，待烂开，用膏药贴之。

又方

治耳后结核三五成丛，不红，不肿，不痛，不成脓。

橘红去白，一两，水洗焙干　赤茯苓一两，去皮　半夏曲姜汁炒　片黄芩酒炒，八钱　瓜蒌仁另研　小栀子去皮，炒焦去壳，八钱　玄参酒洗，焙，一钱　姜黄水洗，炒黄，六钱　牡蛎童便淬，炒　天花粉八钱　大黄一两，湿纸包煨熟　甘草节去皮，四两

① 青鱼：天德堂本作“青鱼胆”，义胜。

上为末，丸如绿豆大，每服八九十丸，白滚汤下。

一方

用土茯苓一斤，忌铁，金银花、南苦参、天花粉各五钱，共合一处。用坛一个，加水三十碗，坛盛封固，入锅内，重汤煮三炷香为度，取出，七日退火毒，每早晚顿热，各服一碗。如疮口未合，用白芝麻一合，飞矾六钱，共捣和贴之。

一方

治瘰疬马刀，已溃未溃，或日久成漏者，用夏枯草六两，水二钟，煎至七分，去渣，食远服。此生血清热，治疬之圣药也。虚甚，宜煎浓膏，兼十全大补汤，加远志、贝母、香附和服，并以膏涂患处佳。

治梅疮瘰疬仙方

当归二两　川芎一两　净金银花三两　川木通二两　薄荷一两　防风一两　木瓜三两　穿山甲一两　皂角子三两　连翘一两　人参八钱　米仁三两　土茯苓一斤

共为粗末，每服一两，半水半酒煎服，一日三次，忌鸡鱼毒物。

第二次转手，用雄黄五分，砂仁五分，僵蚕五分，全蝎五分，金头蜈蚣一条，炙灱。上为细末，分作二服，每早空心葱酒送下。

第三次收功，生地四两，五加皮四两，黄柏一两，蜈蚣五分。上为末，酒调服，再服草药浸酒，断根。

草药奇方

和风柳　乌不栖　五爪龙二两，用根　夏枯草二两　苏根四两　南蛇藤二两上煨酒六大瓶，每早空心随量服。

又方

治瘰疬，不问新旧，已破未破并宜，用黄芩一钱六分，胆草一钱，瓜蒌仁一钱，黄柏一钱，知母一钱，贝母一钱，桔梗、昆布、海藻各一钱，柴胡八分，三棱六分，莪术六分，连翘六分，干葛六分，归尾六分，黄连六分，升麻六分，白芍四两，以此味为君多用。上研为散，炼蜜半斤为丸，如梧实大，每服三十丸，饭上①好酒送下。若已成瘰疬核子，又用药葫芦吸之，神效。

药葫芦吸疬核仙方

五倍子　白及　白敛　乳香　没药　五加皮　丁香　砂仁　干姜　肉桂　山慈菇　陈皮　防风　荆芥　白矾　胡麻子　当归　川芎　茯苓　羌活　紫荆②皮　独活　漏芦　秦艽　小茴　角茴香　续断　黄芪　粉草　升麻　苏叶梗　桔梗　薄荷

上为粗末，装入广东小实葫芦内，用水一大瓶，煎至百沸，倾去渣，乘热气吸上其疬。先将破皮针针一大孔，然后吸上，吸出毒血即消。

又方

治瘰疬，未溃者内消，已溃者亦愈，用夏枯草八两，玄参五两，青盐五两，火煅过，海藻一两，天花粉一两，贝母一两，海粉一两，白蔹、连翘、桔梗俱各一两，当归一两，酒洗，生地一两，酒洗，枳壳，面炒过，川大黄一两，酒蒸，薄荷叶一两，硝石一两，甘草一两。上为细末，酒糊滴为丸，绿豆大，

① 饭上：饭前。
② 荆：原作金，据中药药名统一作“荆”。

食后临卧低枕，用白汤吞百余丸，就卧一时，妙。外贴太乙膏，即收口而愈。

痰　核

此症生于耳根后，亦少阳阳明所司也。皆由湿生痰，痰生气，气结而不行，故聚于二经耳。亦须清痰和气，宜开郁清痰丸。始作，以小艾于核上灸三壮，其核自消。小儿生此，只须小艾灸一二壮，外贴万灵膏自效。方见前瘰疬并首卷

痰核第一方

银朱五分　雄黄一钱　官粉一钱　麝香三分

用槐树皮一片，去粗皮，银簪刺孔，将药置槐皮上，火烤二炷香为度。

痰核膏药方

蓖麻子四十九个　芫花根六两　葱头七个，连须　油发一团　香油一两

同熬，用桃柳枝搅，口念太乙救苦经一千声，渐渐下陀僧末五两，滴水成珠不散，下黄蜡三钱。若风损，下麝香五分。

马 刀 疮

此症生于血盆[1]之外，自胸而起至胁，盖由痰核瘰疬而不善治之害也。且病瘰之时，潮热频作，气血已枯，精神日少，又兼治之不善，脓血大溃，肿起尤甚，几何不变马刀之症乎。谓之马者，其行速也。刀者，其器利也。行速而器利，人将奚

① 血盆：即缺盆，锁骨上凹陷处。

敌哉？虽然人将垂死，犹有可生之方。坐视勿救，岂仁术哉？亦须奔毒汤①服之，外须多用火灸，方可回生。如肩井、肺俞、膻中、中脘、风池、百劳、曲池，皆灸三壮。灸后服清痰和气饮，开郁清痰丸、清肝流气饮、消风和气饮、救苦化核汤皆可服。若马刀未破，核子尚小，尤从核灸之甚效，贴万灵膏调理一年，可得复生矣。如其外此，虽日夕求神，亦来待毙矣。方俱见前并首卷

奔毒汤

天花粉　人参　黄柏　柴胡　青皮　生地黄　桔梗　川芎　当归　茯苓　鼠粘子　黄芪　白术　羌活　干葛　麦门冬　陈皮　昆布　升麻　朱砂　乳香末　没药　雄黄各等分

食后远温服。

上胁痈附下胁

此症生于两胁，胸胁之下四寸远之地，乃肺经风热壅盛，毒从胁而发也。宜清肝流气饮治之，外贴万灵膏调之。早可以内消，如迟必溃。溃后亦与万灵膏，彻尽脓血，上生肌散，自然肉满。方见前并首卷

神方羌活定痛饮

金银花　羌活　独活　玄参　升麻　忍冬草　白芷　防风　紫苏　乳香　没药　桔梗　柴胡　青皮　黄芪　人参　白术　连翘　甘草各等分

姜三片，枣三枚，食远温服。

---

① 奔毒汤：原作“奔毒饮”，据本条下文改。

腿游毒

此症生于大腿之中，乃心与小肠所系也。由寒邪积于经络，热气伤于皮肤，血凝于腿，不得宣泄，故生斯毒。始觉用神仙祛毒一扫丹、祛毒失笑饼可消。如迟缓，必须服紫苏流气饮治之。顶起如有脓，用扁针开之，万灵膏彻尽脓水，自然平复。若不忌口，调理失宜，必成漏腿之患矣。方俱见前并首卷

紫苏流气饮

紫苏叶　厚朴　香附　槟榔　木瓜　大腹皮　乌药　枳壳　川芎　防风　金银花　地骨皮　牛膝　甘草各等分

空心服，以物压之。

托里流气饮

大腹皮　苏叶　桔梗　枳壳　羌活　独活　乌药　连翘　香附　甘草各等分

空心服。

臀痈

此症生于臀尖之中，上近腰肾，下近大腿。由湿热相侵，气血凝聚，郁毒既久，发而成病。形大而盘肿，阔一尺，上履其腰，下伏其胯。此为阴中之阴，道路未僻[①]，虽曰多血，然而气运不到，血亦罕来。若一见此，宜宣热拔毒兼大补血气之剂，厚补脾胃，滋补根本，如此则血易聚而脓易作，毒易出而热可宣，宜拔毒羌活散、宣热连翘汤，大剂服之。不然，终年

① 未僻：疑为“末僻”，意谓末端偏僻之处。

月日，肿亦如故，痛亦日深。是以中年之后，尤虑患也。才有肿痛，参以脉症，但觉虚弱，便与滋肾，可保终吉。不可因循苟且，以取困笃。滋补之后，脓血成熟，以长针开之。针口入芫花根皮插之，外以万灵膏贴之，内服人参败毒散，俟脓血尽而肿自平。慎勿苟图速效，信下工以草药敷，恐血得寒则凝聚不行，遂致数载之困若，良可惜哉。方俱见首卷

拔毒羌活饮

羌活　独活　连翘　白芷　桔梗　紫苏　枳壳　茯苓　槟榔　丹皮　柴胡　当归　玄胡　白芍　皂刺　乳香　没药　穿山甲　金银花各等分

空心温服。

宣热连翘汤

连翘　紫苏　黄连　黄芩　大黄　川芎　生地　栀子　柴胡　人参　鼠粘子　黄芪　香附　花粉　银花　地骨皮　赤芍　郁金　白术　茯苓　厚朴　甘草各等分

空心温服。

人参败毒散

桔梗　人参　川芎　白苓　枳壳　忍冬草　前胡　柴胡　羌活　独活　大腹皮　当归　黄芪　白术　木香　川牛膝　花粉　连翘　山楂　甘草　鼠粘子各等分

空心温服。

近防治坐体上花疮方

五加皮　羌活　独活　防风　荆芥　川牛膝　薄荷　木瓜　木通　当归　黄柏皮　知母　黄连　黄芩　大黄各等分

水一钟，煎八分，又加贝母、茯苓、白芍、栀子、连翘、

肉桂、甘草。

指 风 刺

此症生于脚趾之上，因湿热侵指，痛痒不止，积而成毒。不治则指肿如槌，指烂如瓜，脓血淋漓，指甲不可着肉，用金凤草散①包之。

金凤草散

地骨皮　金凤草如无，用竹叶　雄黄　乳香　忍冬草　车前草

用好酒捶如泥，油单纸包敷毒上。

又方龙泉散

地骨皮　龙泉粉　白及　雄黄　螵蛸　牡丹皮　石榴皮

又用好酒捶调，包敷毒上，脓血尽，上生肌散，神效。

簪针散

点痣烂肉。

人言二分　蟾酥一分　硇砂五分　轻粉五分　雄黄五钱　黄丹五钱　乳香五分　江子五十，去壳　寒水石五钱，无，石面代

共为末，以水丸，小麦大。用时将针拨疽，顶见小血，将前药搽上二时。

① 金凤草散：原作“金凤散”，据下文改。

图形十五症

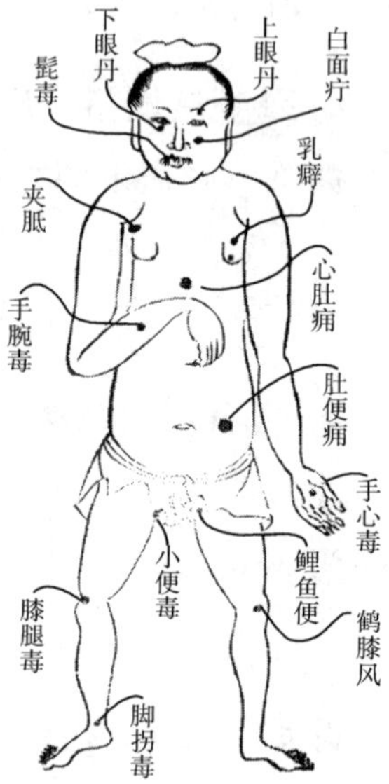

上　眼　丹

此症生于上眼胞之上，赤肿而痒，痒而痛，缓治必成脓，脓流则坏目矣。因心肝积热，毒气上冲血而成也。宜酒炒干菊花，隔纸熨之，内服清肝流气饮、清心黄连丸而愈矣。

清肝流气饮

白苓　防风　柴胡　羌活　川芎　麦冬　连翘　石膏　青皮　赤芍　当归　苏叶　荆芥　甘草　蒙花　蔓荆子各等分

食后服，留四分洗之。

清心黄连丸

黄连　连翘　防风　羌活　菊花　细辛　甘草各等分

共研细末，炼蜜丸如梧子大，每服五十丸，清茶空心送下。

下眼丹

此症生于下眼胞之上，赤肿痒痛不常，因心肝热气冲上而成也。治法、药方俱同上眼丹。

白面疔

此症生于两颐之间，正面之上，因寒久感于足，积冷成风，风生热，热气上冲于面，故成此毒。宜铁圈散围之，后用追毒托里饮，或狗宝丸亦妙。

追毒托里饮

苏叶 桔梗 枳壳 防风 柴胡 川芎 羌活 白芷 芍药 连翘 当归 犀角 乳香 没药 雄黄 黄连 甘草 金银花

姜三片，枣二枚，空心服。

狗宝丸

蟾酥 片脑 麝香各一钱 狗宝一个

共为末，酒糊丸，如梧子大，每服二三丸，姜三片，和药口内细嚼，热酒送下，约行五更，汗出为效。

又方

用雄黄、麝香，共均为末，不语涎调敷疔头上，其毒自拔。

髭毒

此症生于唇髭之处，乃脾胃心肺有热，毒气聚于髭处。初起用铁圈散敷之可消。如不治，遂烂溃，用生肌散上之，内服清肝流气饮，治之则愈。三方见前并首卷

乳　癖

此症生于正乳之上，乃厥阴阳明经所属也。初起必痒，以小艾灸五七壮，其毒自消。如成大毒，治同前乳发及内外吹，所治皆同，不另立方。何谓之癖？若硬而不痛，如顽核之类，过久则成毒。如初起，用灸法甚妙。

夹　胝

此症生于两胁之下，乃肝经积热，血滞不行，气壅于斯，故生此毒。初起时，用神仙祛毒一扫丹、敷毒失笑饼，外用敷方，脓熟以针开之，针孔入皮纸捻，外用万灵膏贴之，再服前方即愈。方见前卷

敷方

过山龙　山芋头　山药

好酒捶细，以青袱兜胝上。

心肚痈

此症生于正肚之侧，去脐一掌许，乃心脾经风热愈盛，气血壅煎，遂成此毒。宜三香追毒饮、清心黄连汤，溃后贴万灵膏。小孔脓血尽，上生肌散长肉。二方见首卷

三香追毒饮

生地黄　沉香　木香　乳香　羌活　金银花　连翘　苏叶　白芷　芍药　天花粉　郁[1]金　防风　肉桂　黄芪　白苓　枳

① 郁金：原作"一金"，据中药药名统一改。

壳　黄芩　玄胡　柴胡　甘草各等分

食后服。

清心黄连汤

黄连　麦冬　莲肉　香附　白芷　桔梗　枳壳　连翘　苏叶　羌活　忍冬草　当归　川芎　黄柏各等分

食远服。

肚便痈

此症生于小腹之侧，乃肝肾二经所司也。因酒色过度，肾水不足，相火内动，郁热不升，下流小腹，故壅出而成毒。须服清热追毒，失笑饼敷之可消。稍迟则成孔窍，孔内脓水出，用万灵膏祛尽脓水，上生肌散。内多服清热追毒散，滋阴消毒则愈矣。三方见首卷

清热追毒散

天花粉　羌活　干葛　黄芩　白术　生地黄　赤芍　连翘　当归　苏叶　车前草　黄柏　知母　金银花等分

空心温服。

手心毒

此症生于手掌中心，系手少阴心经所主也。此症最毒，苟治之不善，去生远矣。盖因心火炽盛，血热妄行，肝风鼓舞，毒散四肢。加以酒色交并，忧思过度，遂使毒流手心而浸于劳宫。劳宫系心之脉络，放毒生焉。凡痛楚苦彻心，治宜定痛消毒饮、内托流气饮、千金追毒饮、乳香返魂汤。外贴万灵膏，彻尽脓水。水略干上生肌，又以龙泉散消毒祛脓，可获全功。

不然，吾见筋断骨裂而毙，惜哉！膏方见首卷

定痛消毒饮

苏叶　芍药　川芎　桔梗　枳壳　乌药　白芷　羌活　独活　连翘　防风　白术　桂枝　甘草

姜三片，枣三枚，食后服。

内托流气饮

人参　木香　厚朴　桔梗　枳壳　乌药　白及　黄芩　槟榔　当归　黄芪　川芎　白芍　防风　苏叶　甘草　腹皮　连翘

姜三片，枣一枚，食后服。

千金追毒饮

人参　黄芩　桂枝　干葛　连翘　黄连　升麻　忍冬草各等分

每剂重三两，水二钟，食后服。

乳香返魂汤

何首乌　乳香　雄黄　当归　木通　忍冬草　赤芍　白芷　茴香　枳壳　木香　没药　黄芪　甘草各等分

姜三片，枣三枚，食后温服。

龙泉粉散

龙泉粉　白及末　赤石脂　海螵蛸　熊胆　麝香少许

共研细末，上以皮木取汁，前末调匀，用油单纸贴毒上，日换三四次，甚妙。

手　腕　毒

此症生于掌后交骨之间，乃心经之毒也。盖由心经生热，

肝脏多风，风热壅盛，气血燔灼，又兼喜怒忧恐成积于心，外感湿热，冲动积热，故生斯毒。久而不治，终至不起。当用定痛消毒饮。若毒贯透手心，或透手腕，此心毒流骨髓，乃危症也。急以三香托里饮或乳香返魂汤，再贴万灵膏，上生肌散。若痛甚，以乳香略熏之，庶回生可也。方俱见前并首卷

三香托里散

乳香　木香　茴香　苏叶　桂枝　干葛　防风　乌药　玄参　人参　金银花　黄芪　当归　桔梗　白芍　天花粉　升麻　甘草

姜三片，枣三枚，食后服。

乳香散

乳香　没药　雄黄　川乌　白芷　金银花　草乌　艾叶　桃叶　槐叶　何首乌　木鳖子　蒲公英　蓖麻叶　青蒿　麝香少许

同捣杵成团，瓦器盛着，烧烟熏毒处，真奇方也。或以前药煎水洗，妙。

便　毒即鱼口疮

此症生于胯根之内，近阴之所，男妇皆有之，乃厥阴肝肾所司也。由酒色过度，或坐卧湿地，侵寒感热，致生斯毒。何谓鱼口？盖口破如鱼，开口而不合也。治之不善，终年不愈。始作以祛毒一扫丹、失笑饼敷贴，内服木香消毒饮，可内消而愈。如迟缓须服人参败毒散、黄芪解毒汤。既溃用万灵膏，彻脓生肌散。平肉须行动，以口不合故也。此毒有公母之辨，公者小而长，母者大而圆。公则不兴子，母则有三四子，毒更难

治。若母毒起，就于初起之时，着小艾灸三壮，其子不起，神哉。四方见并首卷

木香消毒饮

金银花　木香　乳香　枳壳　苏叶　白芷　槟榔　木瓜　腹皮　牛膝　防己　防风　连翘　肉桂　黄芪　厚朴　当归　乌药　茴香　羌活　赤芍　柴胡　甘草各等分

空心服。

人参败毒饮

人参　川芎　白苓　枳壳　羌活　独活　前胡　柴胡　木瓜　干葛　防己　牛膝　猪苓　槟榔　麦冬　栀子　腹皮　黄连　黄柏　甘草各等分

姜三片，灯心一撮，空心温服。

黄芪解毒汤

大腹皮　黄芪　人参　白芷　连翘　川山甲　干葛　羌活　香附　赤芍　鼠粘子　黄连　牛膝　白芍　甘草各等分

空心服。

鲤　鱼　便亦是鱼口

此症生于内胯之侧，阴头尽处，乃肾与膀胱所主也。盖由湿热浸透于膀胱，酒色过伤于脾胃，气血凝结，故生斯毒。治法与上同，初起时用黄柏、苍术各二两，猪胆汁同捣，敷毒上，可消。

一方

用破故纸①、牛蒡子微炒，牵牛炒，大黄酒拌煨，等分为末，每服一两，酒调下。

一方

已结成脓者，用大黄、连翘各五钱，枳实三钱，厚朴、甘草节各二钱，桃仁二十个，姜三片，分三贴服。若血热之人疮痛，宜于补中益气加苦寒药。

又方

用白芷、大黄各一两六钱，甘草一钱，穿山甲上炒，二钱，蜈蚣一条，酒煮干，俱为末，酒调，空心服，服后以葱一枝压下。

又方

治鱼口疮，已成者即溃，未成者即散。用五灵脂、木鳖子去壳、穿山甲蛤粉炒、全蝎五分，僵蚕二钱，白芷二钱五分，大黄实人一两，虚人五钱。上作一服，水二大钟，煎一钟，空心服，利五七行即好。外用螺蛳，同白矾捣烂敷掩。

一方

治偏痈，又名瘤痃，俗名痃瘤。欲发未发之时，服之立愈。用牙皂七片，灰火煨黄色，去皮弦，为末，地上退火毒，酒调三钱，空心服。

一方

治下疳肿不消，用防风、荆芥、牛膝、甘草节煎汤熏洗

① 纸：原作“芷”，据中药统一药名改。

即消。

鹤膝风

此症生于膝头之上，盖由肝肾积热伤于筋，或坐卧湿地，或热足履水，或膝为风湿所侵，致生此毒。初起如拳，既久如盘。治之稍缓，遂成漏膝，终三四年如故。初起之时，或着艾灸，或着敷药，内服木瓜清毒酒及紫苏流气、内托流气饮，外贴万灵膏，其肿可消。不然，恐误为废疾人矣。膏方见首卷

木瓜消毒酒

大腹皮　木瓜　牛膝　防己　槟榔　五加皮　川乌炮　乌药　肉桂　苍术　地骨皮　当归　赤芍　羌活　银花　木香　川芎　紫苏　白芷　黄柏　连翘　甘草各等分

以绢袋盛之，用好酒一坛，吊药于内，煮过，待三五日之后，如常饮酒，以肉物压之。忌鹅、鱼。

苏叶流气饮

厚朴　苏叶　槟榔　乌药　枳壳　川芎　芍药　黄柏　腹皮　木瓜　防风　牛膝　木香　苍术　川乌　甘草　忍冬藤各等分

姜三片，空心①服。

内托流气饮

羌活　防风　人参　木香　厚朴　紫苏　桔梗　枳壳　槟榔　乌药　当归　川芎　柴胡　白术　陈皮　白芷　芍药　腹皮　连翘　黄柏　苍术　甘草各等分

① 空心：天德堂本此二字下有“温”字。

姜三片，空心温服。

敷方

牛膝草　车前草　灯心草　益母草　忍冬草　利公头　当归头　南星头　五加皮　地骨皮　生姜皮　通心草　龙胆草　丹皮　大腹皮

用好酒捶烂，作成大饼，厚铺膝上，干则易之。

膝腿毒

此症生丁大胯之侧下，去膝不远，亦出湿热所伤，血聚成毒。主治敷药并同鹤膝，乃风搏肌肤，湿伤筋也。当速治，缓则成漏膝。

脚拐毒

此症生于螺蛳骨①之上，由湿热侵骨，风湿伤脾，故生斯毒。或因夹棍所伤，或因失跌所破，终久不愈而成此症。法宜万灵膏祛彻脓水，脓水将尽，用盐茶再洗，上生肌散，再用万灵膏贴之可愈。不然，脓血流根不息，而成跛烂矣。

一方

治螺蛳骨肿，痛不可忍者。外用生姜、葱白捣烂敷患处，内以当归、川芎、土乌药、木瓜、槟榔、海桐皮、秦艽、独活、中桂、苍术、威灵仙、黄柏叶、生姜煎服。

一方

治螺蛳骨因跌破成毒，红痛肿烂，用细茶嚼饼，将芝麻同

① 螺蛳骨：脚踝。

嚼烂罨，如此二次，肉白将麻茶、百草霜煎水洗。

一方

治踝上穿一孔，约深半寸，至下半日疼痛异者，此湿毒注成漏也。用人中白或人中黄炙出水，滴入疮口，神效。

卷之三

瘿　瘤

总论　诸症。凡病瘿瘤诸症，切忌大荤厚味，又宜绝欲清心为妙。

此症非阴阳正气结肿，乃五脏瘀血浊气痰滞而成。瘿者，阳也，色红而高突，或蒂小而下垂。瘤者，阴也，色白而漫肿，亦无痒痛，人所不觉。薛立斋分别甚详，肝统筋，怒动肝火血燥，曰筋瘤。心主血，暴急太甚，火旺逼血沸腾，复被外邪所搏而肿，曰血瘤。脾主肌肉，郁结伤脾，肌肉消薄，土气不行，逆于内里而肿，曰肉瘤。肺主气，劳伤元气，腠理不密，外寒搏而为肿，曰气瘤。肾主骨，恣欲伤肾，肾次郁遏，骨无荣养而为肿，曰骨瘤。此五瘤之名也。筋瘤坚而色紫，垒垒青筋盘曲，结如蚯蚓，宜清肝解郁，养血舒筋，清肝芦荟丸治之。血瘤者微紫红，软硬间杂，皮肤隐隐，缠若红丝，擦破血流，禁之不住，宜养血凉血，抑火滋阴，安敛心神，调和血脉，用芩连二母丸治之。肉瘤者软若绵，硬似馒，皮色不变，不紧不宽，终年只似覆肝，然治当理脾宽中，疏通戊土，开郁行痰，调理饮食，用加味归脾①丸治之。气瘤者软而不坚，皮色如故，或消或长，无寒无热，宜清肺气，调经脉，理劳伤，和荣卫，用通气散坚丸治之。骨瘤者形色紫黑，坚硬如石，疙瘩高起，推之不移，坚贴于骨，宜补肾气养血，行瘀散肿，破坚利窍，用调元肾气丸治之。又筋骨呈露曰筋瘿，赤脉交结曰血瘿，皮色

---

① 归脾丸：原作“归皮丸”，据中医方剂名统一改。

不变曰肉瘿，随忧喜消长曰气瘿，坚硬不可移曰石瘿。此瘿之五名也，其治略与五瘤同。

瘿瘤初起，元气实者，用海藻玉壶汤、六军丸。久而元气虚者，琥珀黑龙丹、十全流气饮。审详用药，自然缩小消磨。切不可轻用针刀掘破，出血不止，多致立危。久则浓血崩溃，渗漏不已，终致伤人。又一种粉瘤，红粉色，多生耳项前后，亦有生于下体者，全是痰气凝结而成。宜披针破去脂粉，以三品一条枪插入数次，以清内膜自愈。又一种黑砂瘤，多生臀腿，肿突大小不一，以手摄起，内有黑色是也。亦用针刺，内出黑砂有声，软硬不一。又一种发瘤，多生耳后发下寸许，软小高突，按之不痛，亦针之，粉发齐出。此瘿瘤之十三症也。又有虫瘤生于胁下，蛆瘤生于肩膊中者，此又异症也，治法具后。

清肝芦荟丸

治筋瘤，遇喜则消，遇怒则痛。

川芎　当归　白芍　生地酒浸捣膏。各二两　青皮　芦荟　昆布　海粉　甘草节　牙皂　黄连各五钱

上为末，神曲糊为丸，如梧桐子大，每服八十丸，白滚汤下。

芩连二母丸

治血瘤流血不禁。

黄连　黄芩　知母　贝母　川芎　当归　白芍　生地　熟地　蒲黄　羚羊角　地骨皮各等分　甘草减半用①

上为末，侧柏叶煎汤，打寒食面为丸，如梧桐子大，每服

① 减半用：此三字底本无，据天德堂本补。

七十丸，灯心汤送下。或作煎剂，服之亦可。

加味顺气归脾丸

治肉[①]瘤或疼或不疼者。

陈皮　贝母　香附　乌药　当归　白术　茯神　黄芪　酸枣仁　远志　人参各一两　木香　甘草炙。各三钱

上为末，合欢树根皮四两，煎汤，煮老米糊为丸，如梧桐子大，每服六十丸，食后服，白滚汤下。

通气散坚丸

治气瘤随喜怒而消长者。

陈皮　半夏　茯苓　甘草　石菖蒲　枳实[②]　人参　胆南星　天花粉　桔梗　川芎　当归　贝母　香附　海藻　黄芩酒炒。各等分

上为末，荷叶煎汤，豌豆大，每服一钱，食后服。灯心二十根，菖蒲二片，泡汤送下。

调元肾气丸

治骨瘤形体日衰，寒热交作，脚膝无力。

怀生地酒煮捣膏，四两　山萸肉　山药　牡丹皮　茯苓各二两　人参　当归　泽泻　龙骨　麦门冬捣膏　地骨皮各一两　木香　砂仁各二钱　黄柏盐水炒　知母童便炒。各五钱

上为末，鹿角胶四两，老酒调化，加蜜四两煎，滴水成珠，和药丸如桐子大，空心酒服八十丸。忌白萝葡、火酒、房事。

海藻玉壶汤

治瘿瘤初起未破，赤白肿硬皆可服。

---

① 肉：底本作“内”，据天德堂本改。
② 枳实：天德堂本作“枳实炒”。

海藻　贝母　陈皮　昆布　青皮　川芎　当归　半夏　连翘　甘草节　独活各二钱　海带五分

水二钟，煎八分，量病上下，食前后服之。

活血散瘿汤

治瘿瘤渐大，不疼不痒，气血虚弱者。

白芍　当归　陈皮　川芎　半夏　熟地　人参　牡丹皮　茯苓各一钱　红花　昆布　木香　甘草各五分　青皮　肉桂各三钱

水二钟，煎八分，服后饮酒一小杯。

六军丸

治瘿瘤已成溃者，不论年月新久，并宜服之。

蜈蚣去头足　蝉蜕　全蝎　僵蚕炒去丝　夜明砂　穿①山甲

以上等分为细末，神曲糊为丸，粟米大，朱砂为衣，每服三分，食远酒下。忌大荤煎炒，日渐可消。

枯瘤方

治瘤初起，成形未破及根蒂小而不散者。

白砒　硇砂　黄丹　轻粉　雄黄　乳香　没药　硼砂各一钱　田螺大者去壳，三个　斑蝥二十个

上将田螺晒干切片，同药研极细，糯米调和，捏作小棋子样，晒干。先灸瘤顶三炷，以药饼贴之，用黄柏末调，盖敷药饼，候十日外，其瘤自然枯落，次用敛口药。

秘传饮瘤膏

瘿瘤枯落，后用此搽贴，自然生肌完口。

---

① 穿：原作“川”，据中药名统一作“穿”。下同。

血竭[1]　轻粉　龙骨　海螵蛸　象皮　乳香各二钱　鸡蛋十五个，煮糖心用黄，内放油一小钟

以上药各为细末，再共研之，和入蛋黄，油内搅匀，每日早晚用甘草汤洗净患处，鸡翎蘸涂膏药盖贴。

琥珀黑龙丹

治五瘿六瘤，不论新久，但未穿破，并宜服之。

琥珀一两　血竭二两　京墨　五灵脂炒　海带　海藻　南星姜汁拌炒。各五钱　木香三钱　麝香一钱

以上各为细末，和匀再研，炼蜜丸，一钱重，金箔为衣，晒干，藏盖。每用一丸，热酒一杯化服。如患在下部，随用美膳压之。

十全流气饮

治气瘿肉瘤，皮色不变，日久渐大者。

陈皮　赤茯　乌药　川芎　当归　白芍各一钱　香附八分　青皮六分[2]　甘草五分　木香三分

姜三片，枣二枚，水二钟，煎八分，食远服。

三品一条枪

治粉瘤、砂瘤、瘰疬及痔漏、痈疽诸症。

明矾三两　白砒一两五钱　雄黄二钱四分　乳香一钱二分

砒、矾二味为末，入小罐内，加炭火煅红，青烟尽，旋起白烟，约上下红彻住火，取罐倾地上一宿，取出净末一两，加后二味研极细，面糊调搓成如线，阴干。凡遇粉瘤及砂发虫虱

---

① 血竭：原作“血蝎”，据中药药名统一改。下同。

② 六分：此二字底本无，据天德堂本补。

等瘤，用药针挑破，将线插入，早晚插二次。如孔大者，多插几条，俟其开裂，出诸恶物，其瘤自消，服十全大补汤自愈。痈痔法同。

流　注

此症初因风寒表散未尽，而后复生肿痛者，再宜和解之。表邪已尽，而后复生流注者，宜清热消肿，行散气血。暴怒所伤，抑郁所致，胸膈痞闷，中气不舒，顺气宽中。肿硬已成而不得内消者，宜调和气血，更兼补助脾胃。跌扑闪肭，瘀血凝滞为患者，宜调和气血，通行经络。寒邪所袭，筋挛骨痛及遍身疼痛者，温经络，行气血。产后败血流注关节致生肿痛者，常散败瘀，养气血。溃后脓水不止而形衰食少者，宜滋气血，补脾胃。

调和荣卫汤

治流注初起，已成未成，气血凝聚不散。

川芎　当归　陈皮　独活各一钱　赤芍　白芷　乌药　大茴香　黄芪各八分　甘草炙　红花各五分　牛膝下部加一钱

水二钟，煎八分，入酒一杯，量病上下服。

木香流气饮

治流注及郁结为肿，或血气凝滞，遍身走注作痛，或心胸痞闷，噎咽不利，胁腹膨胀，呕吐不食，上气喘急，咳嗽痰盛，或四肢面目浮肿者，并服之。

川芎　当归　陈皮　桔梗　白芍　茯苓　乌药　枳实　黄芪　青皮　防风　半夏　紫苏各一钱　甘草节　大腹皮　木香　槟榔　泽泻　枳壳各五分

水二钟，姜三片，枣一枚，煎八分，食远服。下部加牛膝一钱。

附子八物汤

治房欲阴虚受寒，遍身腿脚疼痛，不能动履。

川芎　白芍　熟地　人参　白术　茯苓　当归　附子各一钱　肉桂五分　木香　甘草各五分

水二钟，姜三片，枣一枚，煎八分，食后服。

通经导滞汤

治妇人产后败血流注经络，结成肿块疼痛。

香附　赤芍　川芎　当归　熟地　陈皮　紫苏　牡丹皮　红花　牛膝　枳壳各一钱　甘草节　独活各五分

水二钟，煎八分，入酒一小杯，食前服。

香附饼①

治风寒流注，袭于经络，结成肿痛。

用香附为末，酒和，量疮大小做饼覆患处，热熨斗熨药上，未成者自消，已成者自溃。风寒湿毒宜姜汁作饼。

醒脾汤

治怀抱郁结，思虑伤脾，致脾气不行，逆生于肉里，乃生壅肿，疼痛不眠，心烦不安，神气不安等症。

白术　黄芪　人参　茯神各一钱　酸枣仁　地骨皮　远志各七分　柴胡　甘草　桔梗　黄连　木香　香附各五分　圆眼肉七个

水二钟，姜三片，枣二枚，煎八分，不拘时服。

---

① 饼：底本无，据天德堂本补。

调中大成汤

治流注溃后，脓清食少，不能生肌收敛。

白术　茯苓　当归　白芍　陈皮　山药　牡丹皮　黄芪各一钱　藿香　砂仁　远志　甘草各五分　附子　肉桂各八分　人参二钱

水二钟，煨姜三片，枣二枚，煎八分，食后服。

黄芪六一汤

治流注溃后脓水出多，口干作渴，烦躁不宁。

黄芪六钱，半生用，半用蜜水炒　甘草一钱五分，半生半炙　人参一钱

水二钟，煎八分，食远服。

琥珀膏

治一切皮色不变，漫肿无头，气血凝滞，结成流毒。无论身体上下，年月新久，但未成脓者并效。

大黄二两　郁金　南星　白芷各一两

共为细末，用大蒜头去壳，捣烂，入上药再捣稠，入酒一二匙调匀，遍敷肿上，纸盖，随有热痛，又有不痛，俱待药干便效。次日有起泡不起泡者，如起泡，挑去黄水，用膏贴之自效。

万灵丹

治湿痰流注及痈疽疔毒，对口发腮，风湿风温，附骨阴疽，鹤膝风，左痈右痪，口眼歪斜，半身不遂，气血凝滞，遍身走痛，步履艰辛，偏坠疝气，偏正头风，破伤风牙关紧闭，截解风寒，无不应效。

茅术八两　明雄黄六钱　全蝎　石斛　明天麻　当归　甘草

川芎　荆芥　防风　北细辛　川乌汤泡去皮　草乌汤泡去皮尖何首乌　麻黄各一两

上为细末，炼蜜丸，弹子大。每药一两，分作四丸，一两作六丸，一两作九丸，三等以下，以备年岁老壮，病势缓急取用，预用。朱砂六钱，研细为衣，磁罐收贮。如恶疮初起二三日之间，或痈疽已成，至十朝前后，但未出脓者，状若伤寒，头痛烦渴，拘急恶寒，肢体疼痛，恶心呕吐，四肢沉重，恍惚闷乱，坐卧不宁，皮肤收热。又治伤寒，四时感冒传变疫症，但恶寒身热等症未尽者，俱宜服之。

用连须葱白九枝，煎汤一钟，乘热化开一丸，服尽，重被盖出汗为妙。如服后汗迟，再用葱汤催之。汗出如洗，渐渐退去，覆被其汗，自收自敛，患者爽快，其病速愈。但病未成者即消，已成者溃脓，其效如神。如诸病无表症不须发汗，用热酒化服。

大麻风

追风丸

大风子　全蝎　归尾　皂角　防风　牛蒡子　蝉蜕　藁本　苦参　羌活　苦连儿　蒺藜　白芷　水石　木香　胡麻　细辛　枸杞　川芎　麻黄　荆芥　首乌　雄黄　麝香　花粉　甘草　人参各等分　花蛇一条

共为细末，用酒糊为丸，如梧桐子大，每服五十丸。麻风光头用羊屎烧成灰，和油抹之。

搜风丸

威灵仙　当归　川芎　白芷　苦参　白附子　首乌　地龙

羌活　蒺藜　大川乌　防风　胡麻　荆芥　栀子　蔓荆子　大风子　乌梢蛇一条，各等分

如前丸服。

消风散

第一日服。

香白芷　全蝎　人参各一两

上为细末，每服二钱，先一日午间宜食粥，忌生姜、胡椒、葱、蒜一切热物，晚间不可饮食，次日五更空心温酒调下，觉身燥汗为妙。

追风散

第二日服，泻血追虫。

锦纹黄六两　郁金小者，一两八钱　皂角刺一两五钱

为末，初服六七钱，大风子油钱半，净朴硝少许，用好酒一碗调化，五更服。直至辰时，又如前调药，入熟蜜少许，勿令患人知，先以水与患人漱洗净，然后服药。必以蜜解口，忌人与患者同坐卧，良久腹中疼为妙。候泻十数次，以薄粥补之。凡老弱者难治，五十以下者可治。精壮者十日三服，初一日消风散，初二日服追风散，初三日服磨风丸。损弱者十日内一服，稍痊，如壮健人，十日内三服，每月后二十日一服，须记日数。

磨风丸

第三日服，日进二次。

威灵仙　当归　羌活　独活　川芎　何首乌　天麻　细辛　防风　荆芥　车前草　荆子　牛子　麻黄　地松　苍耳草各一两

各等分，俱不见火，晒干为末，酒煮面糊为丸，如梧桐子大，每服三十丸，食前温酒下，后用药蒸洗。

洗药方

地骨皮　荆芥　苦参　细辛各等分

上剉片，每用二两，以水煎熏洗遍身，血出为效。如洗，务要汤宽，浸洗良久佳。

敷药

第四日，治疮大烂，遍身涂之。

黑狗脊即杜仲，二两　蛇床子一两　寒水石　硫黄　白矾枯。各二两　朴硝少许

共为细末，用野猪油或香油调敷，不烂不必敷。

搽药方

密陀僧　白附子　苍耳子　细辛　白芷各等分

共为细末，用姜汁调搽。

敷方

蛇床子根烧存性　雄黄　硫黄　白矾　草乌各等分

共为细末，用香油或蜜水调搽。

又方

治大风眼昏，不辨人物，眉发自落，鼻梁崩塌，生疮如癣。

皂角刺一二斤，蒸晒为末，食后大黄汤调服一钱，旬日见效。

又方

治大风疮，再生眉发。

柏叶九蒸九晒，用蜜为丸，如梧桐子大，每服五十丸，白滚汤送下，日三服，夜一服，百日见效。

又方

用皂荚焙干，鹿角烧灰存性，共为细末，用生姜汁调涂眉上，一日二次即生。

又方

治大风肤裂，眉落，可矜可畏，用防风通圣散加苦参、天麻、蝉蜕，早晚各一服，药至百帖即愈，忌房事、盐、酱、腥味。

灸方

治大风后断根法，于患人大拇指筋骨缝间约半寸灸三五壮，出其毒气，断后无忧。

治大麻风初起者

马钱子酒浸一日，切片，瓦上火焙为末，一两五钱　直僵蚕四十九个　蜈蚣二条，火焙　穿山甲先用陈皮水洗，浸一夕后，用生漆漆上，再用雄黄末罨于漆上，火炒成珠，八钱

上共为极细末，每五更于避风处，用好酒调服，初三分，后加至五分，临睡时又一服，重者不过四五料。

又方①

木鳖子一两，炒　草乌一两，炒　当归二两，酒炒　川乌一两，泡　细辛一两　老公须一两，炒　蜈蚣一条，酒炙　雄黄三钱　大黄一两　肉桂一两　青竹蛇一条，酒炒　青木香一两

上为细末，酒打糊为丸，如梧桐子大，每服五十丸，白汤送下。

① 又方：此二字底本无，据天德堂本补。

单方

用土虺蛇一条，大麦七八合，俱放在罐内煨干，取出大麦与一只鸭吃了，其鸭毛羽自落，其蛇不用，将鸭杀了煮熟，均三日食之即愈。

灸法

将艾丸于头上当顶穴灸七壮，齐发际下中离寸灸七壮，愈后又灸，灸几年自愈，不复发。

杨 梅 疮

此症形似杨梅，又为时疮，又名棉花疮，以其绵绵难绝也。总由湿热邪火之化，但气化传染者轻，精化欲染者重。故精化乃肝肾受毒，其患先从下部见之，筋骨多疼，小水涩淋，其形大而且硬。气化乃脾肺受毒，其患先从上部见之，皮肤作痒，筋骨不疼，其形小而且干。如气化者，毒在皮肤，未经入里，宜服万灵丹，洗浴发汗，解散皮肤之毒。精化者毒在骨髓，未透肌肤，宜服九龙丹，通利大小二便，以泻骨中之毒。行散之后，体实者升麻解毒汤，体弱者归灵内托散，服至筋骨不疼，疮根淡白，内毒已解，方用点药。轻者半年，重则一载，方始得痊。如患者不遵此法，欲其速愈，枉用熏条搽药哈吸等法，往往致成大患，宜熟思之。

九龙丹

治杨梅鱼口，便毒，骑马痈疽，初起未成脓者并效。

儿茶　血竭　乳香　巴豆不去油　没药　木香

上各等分，为细末，用蜜调成一块，卧时旋丸豌豆大，每服九丸，空心热酒送下，重者二服即消。

归灵汤

治杨梅不问新久，但元气虚弱者宜服此药。

川芎　当归　白芍　熟地　米仁　木瓜　防己　天花粉　金银花　白鲜皮　人参　白术各一钱　土茯苓二两　威灵仙六分　甘草五分　牛膝下部加五分

上用水三钟，煎二钟，作二次服，渣再煎。

愈毒饮

软防风　皂角刺　天门冬　枯黄芩　瓜蒌仁　金银花各五分　大当归　熟地黄　薏苡仁各一钱　桔梗七分　土茯苓二两半

水煎服，忌椒酒、煎炙、牛肉、茶、房事。

验方

威灵仙一两　大黄一两，后下　升麻一两　连翘三钱　蝉蜕二钱　穿山甲三钱，炒　生羊肉一斤

用水五碗煮羊肉，以熟为度，其汁入前药煎至一碗，先食羊肉，或盐或酱油食之，后服煎药，大黄不可熟。候半月后，再一服即愈。

又方

治梅漏癣者，先服黄连解毒汤，三日其疮愈发，再将防风通圣散倍加穿山甲、木鳖子煎服三四碗，热服，至出臭汗为度。服事人要先吃蒜酒，使不相掩。又用乌骨鸭肉，肥壮白鸭一只，莫与水食，饿一日后，用轻粉一钱调酒或拌谷亦可，与白鸭子吃，少刻看毛落尽，即杀白鸭煮熟，将好酒时常送服。虽要尽吃鸭，骨亦要焙焦为末，调酒服后，一七疮黑，二七即干，再用薏苡仁、归尾、白鲜皮、金银花、人参各二两，甘草一两，木通、木瓜各三两，花椒一两五钱，皂角每服少许，防风一两，

土茯苓五斛，煎服过，空心或渴时频频吃，忌茶、鱼、醋、酒，四七后止，忌茶与鲢鱼、油面。

搽药

胆矾　铜青　杏仁去油。各一钱　轻粉五分　冰片二分

共为细末，用猪胆调，新笔蘸涂。

升打水火丹

牙硝　青矾　白矾　淮盐各一两　雄黄　硼砂各三钱　朱砂一钱五分

共为细末，将水银 两放小铁锅内，复以前药末盖水银上，用厚磁器碗盖住，将纸条打湿，塞四围，盐泥封固，秤锤压住，用炭火升之，以三炷香为度，取出收贮。另入冰片、珍珠末、琥珀末，罨梅疮、疳疮如神。

疮　癣

此症今人多有，受寒热暑湿之气，气脉凝滞生焉。或发黄泡小疥，紫泡疥癣，痒痛者有之。如黄泡，此乃实热，当泻之。白泡者，虚证，当顺气升麻和气饮之类。紫泡者，肝受风气也。若于小疥痒者，虚也。皮下有疥疮者亦风也。如风热之证，皆宜升麻饮中加大黄泻热气可也。又皆以二十四味风疮药加大风子，清油调搽甚妙。洗用寻风藤、苍耳、苦参、荆芥、葱、盐煎汤，洗癣疮、风疮，洗净搽之二三次亦妙。又曰：疥癣疮生于遍身，有虫有风，皮肤燥痒，爬之流血水者风，无血水者虫。有风宜消风败毒散、黄连解毒汤，后服升麻和气饮。有虫者只服升麻和气饮，外搽一扫光。

升麻和气饮

升麻一两　桔梗　干葛各二两　白芷二钱　芍药七钱　干姜五分

苍术　陈皮　半夏　当归　枳壳　大黄　甘草各五钱

灯心十五根，生姜三片煎服。

一扫光

硫黄　陈小麦炒黄黑色

二味碾极细末，抓破疮出血搽之。有风加枯矾。此药切不可加人言，则流血不愈。虫疮用香油调，血风疮木子油调搽。

加味羌活汤

治肌肤发为瘾疹，憎寒壮热，身痒。

羌活　前胡各一两　桔梗　人参　白苓　薄荷　枳壳　蝉蜕　甘草各三钱　川芎　天麻各五钱

姜三片，煎服。

四物汤

治疮痛者。

川芎、当归、芍药、黄芩各等分，若人盛血虚痛，更加承气汤，厚朴、芒硝、大黄、枳壳，白水煎服。

止痛药

乳香、没药、绿豆粉，调甘草汤服，疮疼即止。

风疮药

漏芦、雄黄各等分，及白矾，入羊羔肉内，擂烂搽。

血风疮方

香油四两　硫黄一两　血余四钱　皂角一个　鸡子一个　轻粉二分

共煎膏贴之。

疥疮癣药

人参　当归　川芎　白芷　大风子　防风　黄连　桔梗　赤芍　连翘　黄芩　甘草各三钱　水银滓　人言　雄硫各四钱

共为末，将芝麻二升研烂入药，做成榄子大丸，用火烧滴油在水上，取油搽。

疮痛不可忍者，用苦寒药可施于资禀厚者，素弱者宜四物汤加黄芩、鼠粘子、连翘，在下加黄柏。若肥人湿热疮痛，宜防风、羌活、荆芥、白芷，盖取其风能流湿故也。

疥疮并马疥疮用马鞭草，不犯铁，捣取原汁一盏饮尽，十日内即愈，神效。

血癫风癣以小麦摊石上，以铁烧红，压出油，搽之立效。

治风癣风疮

樟树叶、木棉子、羯羊屎、鼠粪熏沥油敷上。

身上虚痒，四物汤加黄芩，调浮萍末一钱服。又遍身痒，凌霄花末，酒调一钱服。

疥风疮搽药

蛇床子一两　硫黄一两五钱　樟脑三钱　石膏三钱　白矾一两　大风子八个　川椒一两

共为细末，用香油调搽。

风湿水疮痒

硫黄九分　枯矾七分　朴硝三分　人言一分

共为细末，用猪油调搽。

手痴疮方

皂角　枯矾　轻粉　黄柏　黄连

共为末，敷上。

治寒温等疮膏药方

飞丹四钱　黄连五钱　苍术五钱　松香五钱　儿茶一钱　轻粉五分

上为极细末，用生葱头十根捣烂，加香油调如膏，用梓树叶摊，以隔叶贴，一二日再换。如痛者加乳香、没药各五分，先用桑叶、葱头煎汤，候温洗净贴。

治疥癣风癞湿热痒疮

蛇床子五钱　杏仁二十个　枯矾　樟脑各五钱　银朱一钱　大风子十四个　川椒　轻粉　水银各三钱　硫黄二钱半

上为细末，用乌桕油三两，研匀为丸，弹子大，磁器收，每用少许呵化，遍搽之即愈。

治癣妙方

川槿皮三钱　蚯蚓泥干，一钱七分　滑石　白薇各三钱　鹰粪七分　青娘子　红娘子各四个　斑蝥去翅、头、足，十个

上为末，井华水调，厚敷患处，多年者五次，新近者三次除根。

治风癣脓窠疥疮煎方

一应诸疮毒，皆宜用此方。

当归身尾一钱半　赤芍药一钱　黄芩一钱　黄连一钱　防风八分　木鳖子一个，去壳　金银花　苦参各一钱二分　黄柏一钱　大黄三钱七分

上用水一钟，酒一钟，煎至一钟，后下大黄煎三四沸，取起露一宿，五更服。若肠风脏毒下血，去木鳖子，加槐花一钱验。

治脓瘰疥疮神效，先服前煎药，再用此方搽。

大风子去壳，四十九个　蛇床子另研，净末　杏仁不去皮尖，四十九个　川椒　枯矾各二钱　柏油烛三两　轻粉水银代亦可　樟脑各三钱　蛇蜕火烧存性，三分　蜂窝火烧存性，三分

上将诸药研细，以柏油烛化开，和匀，调涂三五日即愈。

必效散

治风湿癣疮，并年久顽癣。

川槿皮四两　斑蝥一钱　半夏五钱　槟榔五钱　雄黄三钱　木鳖子去壳，五钱　白砒一钱

上俱切成片，另将雄、砒研细，共合一处，用井水一碗，河水一碗，浸晒三日，露三夜，将药水用鹅翎扫疥上，百发百中。

一方

治遍身生疮，脓血骨肿，极痛且痒。

干葛　赤芍　升麻各一两　粉草五钱

加天麻、蝉蜕为散，与人参败毒散合，和生姜、薄荷、生黄、麦冬煎，不拘时服，大效。

一方

治恶疮。

用苦楝①树根皮烧灰，以猪油调涂。

一方

治疥疮。

轻粉　松香各五钱　枯矾　硫黄　朴硝各二两　寒水石一斤

① 楝：原作“练”，据中药药名统一改。

共为细末，香油调搽。

或硫黄、川椒、石膏、白矾等分细末，香油调搽。

又立效散

全蝎三十枚　巴豆三十个　皂角七个，炒焦

共为粗末，清油四两熬至焦色，去渣，次入大风子、蛇床子、白矾末各一两，黄蜡一两，同熬成膏，以磁器收贮，任意搽疮。

专治脓血疮方

催干一钱，水飞　乳香一钱，煅　没药八分，煅　儿茶五分　杭粉一钱

用黄蜡、松香、麻油同煎，清后，将药搅入，搽疮上。

又断根浸酒方

苦参二两　黄连四两　防风　荆芥各五钱

用头酒四五壶浸，空心服，以醉为度，又搽药即断根。

治男妇瘤疡风

蚌粉一钱　牙皂七个　半夏七个

三味同烧灰，逼酒吃，神效立见。

治妇人阴内生疮

麝香一钱　杏仁五钱，去皮

二味为细末，用手指大袋二个装药在内，以酒浸，用火上熏热入阴内，睡取汗，二次即愈。

治妇人阴疮

五倍子　苦参　明矾　花椒　葱白　蛇床子各等分

煎水洗净后，又要用大雄鸡一只杀死，旋取出热鸡肝一具，分作二片，乘热生用，纳入阴户中，一时其虫都钉在鸡肝上矣。

治妇人阴疮

雄黄二钱　白矾枯，一钱

上为末，调酒服。

一方

治阴中肿痛，用葱白捣烂，入麝香少许，敷之立消。

一方

治妇人阴痛坚硬，用小枸橘切碎炒热，以绢袋盛熨，冷即易之。

治紫裆风

是男子阳物红紫，痒不可当，用山枇杷柴叶及观音茶叶即藤茶二味擂酒吃，其渣用火上略烘，热敷裆上，冷了又烘，热敷上，不过二三服即愈。

治拍蟹毒

乃人大指、次指膈界处忽生肿毒，痛不可忍，若不早治，必烂人手，用鲜蟹研烂，涂患处立消。

治四块鹅掌风

用千里光草一大握，苍耳草一中握，朝东墙头草一小握，共入瓶内，水煎百沸，以手少擦麝香，以瓶熏之，仍用绢帛系臂上，勿令走气，熏三次即愈。千里光草即金钱草是也

治脚垫毒

人脚走长路，紧被石块脚底垫，肿不能行步，痛不可忍，急用旧草鞋浸于尿桶内一宿或半日，外用新砖烧红，将浸草鞋放在砖上，以肿脚踏在上，火逼尿气入里即消。此症诸方不载，

如不早治，烂人脚甚至杀人。走长路脚肿痛，亦可用此法即消。

治脚指缝烂疮

用鲜鹅掌黄皮，阴干，烧灰存性，为末，干掺极效。

治手足冻疮

用冬瓜皮、干茄根二味煎汤热洗，不过三次即效。

治螺蛳发

百草霜三钱　黄蜡五钱　乳香　没药各五分　香油一盏

先将蜡与油煎熔俟冷，入前药末调匀，作隔纸膏贴。

治远年烂脚

老松树嫩皮　烂牛皮　抱外壳　黄竹箬　蛇蜕各烧灰　独脚乌柏根　蛇床子　枯白矾　硫黄　雄黄

各为极细末，木油调搽。

脚生血红疮及松皮烂

苦参黄柏皮黄连，防风大黄蛇床全，大风黄芩片白芷，羌独同为血竭研。共为细末，真麻油调好，油纸做嗝①纸膏。

松皮烂

槟苏散加石南藤、川乌、苍术、防风、羌活、左缠藤、独活、甘草、生姜，煎服。

又搽方

用香油调松香末搽，先以盐花椒、细辛、防风、蕲艾煎水洗，后搽。

① 嗝：通“隔”。

松皮烂

先将荆芥穗煎汤洗，后用石膏、黄丹、信石三味为末，麻油调搽。

烂脚成黄癔疮方

明矾枯　芙蓉叶　五倍子　薄黄柏炒褐色　花椒炒

共为细末，用麻油与猪胆同调搽即好。

黄芪汤

治一切疮肿疼痛不止。

金银花　黄芪　当归　芍药　陈皮　风儿草　甘草　大黄　紫花地丁

上㕮咀，姜三片，煎服。

紫金散

治诸般恶疮，追毒，去死肉。

白矾　黄丹二钱　硼砂三钱

上为末，于铫子炒令烟尽，贴患处。

香粉散

专治毒疮气在肠，呕吐恶心不止。

乳香五分　绿豆粉五分

二味等分为细末，以百沸汤待温调，一服愈。

清肝和气散

治妇人女子血气赤肿，疮疥之疾。孕妇不可服。

苏叶　枳壳　桔梗　甘草　赤芍　防风　当归　川芎　白芷　羌活　厚朴　茯苓　陈皮　半夏　生地黄　柴胡

上姜三片，枣一枚水煎，不拘时服。

一方

治漆疮，用皮硝入滚水，俟冷，洗之妙。或用石灰，以新汲水调敷。

又方

治漆疮，用生螃蟹捣烂，取黄遍敷疮上。或以韭菜捣烂敷，或以乳汁敷之亦妙。

牙喉疮图

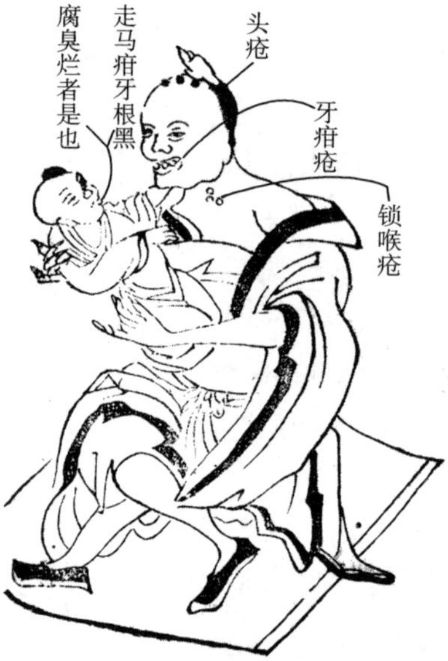

头面耳疮

治疙头及头上白屑、莲花疮癣等症。

硫黄四五钱，为末　槟榔一个，浓磨麻油

二味调匀，搽患处。但临搽时，先将盐茶洗净，剃去发，然后搽药，轻则半月效，重则月余。

治小儿秃疮

柏油一两　肥皂肉八钱

同煎焬，去肥皂，用油抹。

又方①

治秃头疮年深久不愈者，神效。

用蛇床子，不拘多少，煎水洗至三五次，以净腥为度，后用黄柏一两，明矾枯过三钱，用真麻油调搽患处，即愈。

陀僧散

治小儿头上白秃疮。

鹁鸽粪炒研末，五钱　密陀僧五钱　硫黄一钱　花椒水五钱　人言半分

上为末，香油渣调搽患处，晚间洗去。

香粉散

治小儿头上肥疮。

松香　枯矾　川椒各五分　水粉三分

共为细末，实放葱内，扎住两头，白水煎沸，用时去葱皮，搽患处即安。

皂矾散

治癞头、白秃疮。

先用退杀猪汤，洗疮令净，用赤皮大葱白三条，三寸长，劈开装入皂矾，每一条入矾一钱，用纸包裹煨熟，揉擦头疮即愈，其发即长矣。

① 又方：此二字底本无，据文义补。

神雁膏

治白秃疮。

羊粪炒黑枯存性，为末，用雁油调搽，一二次即愈。

一方

治头风生白屑，用瓦松晒干，烧灰淋汁，热洗头，不过六七次妙。

一方

治头面生孔，出脓臭烂，名游面风，用陈砂糖调酒服，每日三次。

一方

治男妇小儿面上生无名风毒，用防风、荆芥、连翘、姜虫、皂刺、红花、苦参、蝉蜕、升麻，白水煎，食后服。外用韭菜地内蚯蚓屎，壁上上蜂巢，共为细末，香油调搽。

一方

治耳内出浓①，臭热痒痛，用馄饨草洗净，入盐少许，共擂烂，绢滤汁，滴入耳内，后用枯白矾末，将笔管吹入其中，二三次效。

鼻口舌牙病

一方

治鼻中息肉，用枯矾为末，和猪脂绵裹塞鼻中，数日息肉自出，妙。

① 浓：疑为“脓”之误。

一方

治鼻中生肉，以狗头骨烧灰一钱，硇砂一分，为末，每用一分贴肉上。

一方

治赤鼻，用明雄黄、硫黄各五钱，铅粉一钱，研细，以头生男乳汁调敷赤处，不过三五次即愈。或以新白果嚼烂敷之，日夜五六次即愈。

一方

治肺风糟鼻，用猪牙皂、细辛、防风、荆芥、大黄、当归等分为末，同红枣肉捣为丸，夜间涂之，清晨洗脸，久之自愈。

一方

治口疮，用干姜、黄连各等分，为末敷之，流涎即愈。

一方

治小儿舌疮，食乳不得，以白矾末和鸡子清并醋，涂儿足底即愈。

一方

治小儿口疮，取真茶嚼细，同地虱七个，加盐捣烂，以青布包之，淘[①]口血出效。

一方

治小儿口疮，乳食不下，用马鞭草梢捣烂，入盐少许，贴脚心，男左女右，立愈。

---

① 淘：此处意为擦洗。

一方

治小儿口疮，用全五倍子一个，开一窍，入夜桶内，白垢在内，慢火煅存性，研细，搽上神效。

一方

治重舌，舌上生疮，涎出不止，以蒲黄末敷之，不过三次即好。

一方

治牙疳及舌痛，用明矾一两，烧枯，黄丹一两，炒紫色，研细，敷之妙。

一方

治走马疳蚁虫吃口，用肉枣一枚去核，入好心红二分，砒霜五厘在内，慢火煅过，研细，擦患处，茶漱即愈。

一方

治小儿走马牙疳，取妇人净桶内刮下白垢，火煅为末一钱，铜绿三分，麝香半分，共研细敷效。

一方

治小儿走马疳，蠋①透损骨，用天南星一个，当心作坑子，安雄黄一块在内，以面裹烧，候雄黄作汁，取盏子合定出火毒，去面，研为末，入麝香少许，敷患处有验。

又方

小儿牙疳，用鸡肫皮、苦参、乳香、没药、茧空子煅为末，以清油、黄蜡熔化，调敷患处。

---

① 蠋：蠹，蛀。

一方

治小儿走马牙疳顷刻难救者，急取荔枝全个烧存性，白矾煅枯，等分，遍擦牙上及患处，立愈。

喉　风

夫喉以候气，咽以咽物。咽则通水谷，接三脘以通胃，喉有九节，通五脏以系肺，并行两与气谷攸分。诸脏热则肿，寒不通，腑寒则缩而硬，硬如有物，常欲痒痛，多涎唾，皆使喉闭，风燥亦然。若夫卒然肿痛，水浆不入，语言不通，死在须臾，诚可惊骇。其会厌两旁肿者，俗谓之双乳鹅易治，会厌一边肿者谓之单乳鹅难治。古方通谓之喉痹，皆相火之所冲逆耳。

风症用方诀歌

大便小便俱闭结，紫证地黄兼最切。痰多须用金锁匙，头痛开关散为绝。口烧作渴银锁匙，服后肚中除却热。非人勿授珍重之，此是神仙真口诀。

风症死诀歌

喉中生风莫待迟，胸中气急主倾危。更加心胁如刀刺，浑家妻子定分离。大小便中多闭结，病人魂去疾如飞。此是医人真口诀，详将生死报君知。

咽　喉　疮

喉中生疮，或肿或白或红，先辛乌散，次地黄散，兼服金锁匙。若疮痛甚，用硼砂、牙硝各四分，神砂五分，青黛三分，黄连、薄荷各三分，冰片半分，为末，竹管吹入喉中有疮处。

双　鹅　风

咽喉间生两枚节毒于两边，先用角药与磨风膏打和些子，用鹅毛挑入毒上，令病人闭口噙良久，满口痰吐出。如毒似莲子样用消芦散，加巴豆七粒去壳熏，破后服金锁匙、地黄散。如毒似指面样，仍吐痰后熏散，服地黄散、紫证散，兼熏针合谷、风池、少商、颊车。

单　鹅　风

咽喉间只生一枚，毒在一边如莲子样，合熏。若未起尖者，只用消芦散熏，出痰后服金锁匙、地黄散，针法同前。

单双缠喉风

咽喉满塞不明白，四畔皆肿者名双缠喉，一边肿者名单缠喉。俱用吐痰药，次用硼砂散、地黄散。

单松子风

喉头边生毒，治法同前。

双咽子风

舌根边浮肿上舌者，治同前。

鱼　鳞　喉

喉头生红黄疮，如松子样，日久起鳞白色。此症十无一生。

斗　底　风

咽喉腌下生红黄疮，初痛过浆水者可治，不可熏，只用药出痰，后用硼砂散。如病极过水不得，遍身疼痛，气急胸前赤肿，如吐痰不得者不可治，须用药熏于肿痛也。

重腭喉

上腭浮肿生毒，不可针，先吐痰，用地黄散、紫证散。

坐舌莲花风

舌下浮肿生毒，可针两旁尖片，切不可针中尖，先用地黄散，次用紫证散，后熏，不时敷角药。

木舌风

舌尖角生毒难以转移，红肿，破用针，次用地黄散。

帝中[1]风

帝中红肿生毒，作痛不能饮食，先角药，次地黄散。若帝中黑色烂不可治，切不可针。又帝中长，用盐点之。

落架风

因饮酒后，或大笑或呵欠，落下眶不能合架，此是气血不顺，所以筋不收。宜针颊车、下关，将手托上，服防风、荆芥、羌活、细辛、归身、白芷、姜虫、甘草节。

合架风

两耳下生一舌核红肿，牙关紧闭，口不得开，用剪刀橃开，

① 帝中：即悬雍垂。

以竹实入内，灌地黄散合紫证散。

角　架　风

牙关头紧生疮，有痰者可针，无痰者不可针，用地黄散、紫证散，后或用熏药。

穿　颔　风

两腮生毒日久，透入口内，初起三个至八九个者，不治。先用角药针熏，服地黄散、紫证散。

掩　头　风

头项浮肿，用角药用针，先服紫证散，后地黄散。

搭　颊　风

两颊一旁浮肿者，名单搭颊，两旁赤肿者，名双搭颊，可针，服地黄散、紫证散。但各要看牙眶肿不肿，如牙眶不肿，不是搭颊，不针亦可，只服前药。

搜　牙　风

牙眶肿痛，口内作烧生痰者，用红内消散，用角药，用针，紫证散，用熏，甚效。

乘　枕　风

脑枕后痛，浮肿者可针，先开关散，次地黄散。

驴　嘴　风

下唇肿痛，可针可熏，先地黄散，次紫证散、开关散。

悬 瘨 风

牙眶浮肿白烂者，出血不可针，用辛乌散敷，及服开关散、紫证散、地黄散、银锁匙及熏。

鱼 腮 风

两腮浮肿，痛者用角药，可针可熏，用地黄、紫证、金锁匙，只一边生者治亦可。

牙 痈 风

牙眶上生毒者，或内外俱生者，可针，可用地黄散。有痰，用金锁匙兼紫证散。

抢 食 风

因饮食中，忽生白泡在上颚及舌根左右，随食胀塞不能吞，用竹针针破，服地黄、紫证散。

边头疼风

一边头疼如破，可针，先用开关散，次地黄散合紫证散，后用补药。

肥皂子风

两耳浮肿生核者，老人多有此疾，不用药，只服紫证、地黄散、开关散。

通关散

樟脑　麝香　牙皂　瓜蒂　薄荷叶各一钱

不见火，为细末，吹入鼻中即醒。

开关散

川芎五钱　白芷一两　北辛三钱　薄荷叶五钱

共为细末，每二钱，食后用葱汤、热茶或水调下。

紫证散

紫金皮二两　荆芥五钱　防风一两　北辛二钱　薄荷　泽兰各五钱

共为末，每二钱，荆芥汤调服。

地黄散

红内消二钱　仙女乔　牡丹皮　赤芍　黄连各五钱

土生地黄汁拌，晒干为细末，每二钱，茶热水调服。

金锁钥

即扁竹根，用好酒醋炆①，口噙，不可吞。

银锁钥

即玉簪花，用好米醋研，噙，不可吞。

金锁匙

川乌去皮一两　淮乌二两，去皮　薄荷叶五钱

上为细末，每食后淡茶调下一钱，疏风利痰。但服能麻人，切忌冷水。如麻，只服生姜汁解。

银锁匙

能退心烦，口烧作渴。

天花粉　薄荷叶各二两

① 炆：煨煮。

共为细末，每食后井华水调服二钱，热甚西瓜汁调服。

硼砂散

治喉疮如神。

脑子五厘　硼砂　牙硝各一钱　熊胆一分　麝香一厘

共为末，或吹或薄荷煎水咽下。

角药

即鹊屎，或生捣，灶螟掩。

消芦散即熏药

红内消一两　芦都根二两　金毛狗脊五钱

共为粗末，每用三钱及好醋，同入小瓦瓶内，以厚纸包缚口，于火内煨极热，取一小孔对痛肿处熏。如退，只用本方，未破时再加江子七粒，去壳全熏。

磨风膏

川乌尖　灯心灰

不拘多少，为末，每用些角药和匀，吹入喉内取痰，如吐出痰黄烂不牵丝者不治。

吹喉散

治咽喉肿痛，痰涎塞住，水半日不进，并皆治之。

紫河车一名金线重楼，一名大蜂窝　薄荷　甘草　硼砂　白僵蚕各五钱

上为末，每用半钱，竹筒吹入喉内，立效。

如圣散

治舌出喉痹。

川芎　桔梗　薄荷　甘草　硼砂

上为末，干掺牙齿，立效。

又

邹省台秘授缠喉风症，言此症最毒，紧关人命者也。由其或因酒色过度，或纵恣饮食，蓄热生风，风动其痰涎，上攻壅塞喉间。外喉发肿，四围缠项，如蛇缠项形，乃缠喉风也。至潮热头疼，咽难肿紫。治法先以玉锁匙点口内，甚则加雄黄片麝①，次用灌字号药熏洗外面。先服一捻金汗二次，再服顺字号、木字号药。或发双鹅、单鹅之症，急将玉锁匙连吹入患处三次，一次一分，一日三次，令病者吐去痰涎尽，即服前药，缓则不救矣。再将箸按舌下，细看患在何处。如肿紫，将针缚箸头上刺破，脓血去尽即愈。不可错针当中悬下啻舌，令人昏闷倒，常以荆芥、防风、苦参、甘草汤漱口，恶涎不可吞下。或甚重者，牙关紧闭欲死，急将皂角末吹入鼻中，其人放嚏，急服药、吹药，将鹅针破，方救也。

玉锁匙

硼砂　牙硝各三分　片脑一分　熊胆　胆矾各一钱　麝香五厘

上为细末，每用一分吹入喉中，连吹三次，一日二度，吐去痰涎为妙。

顺字号

羌活　独活　前胡　厚朴　陈皮　半夏　肉桂　当归　防风　甘草

病重加附子，姜三片，枣一枚，白水煎服。

---

① 片麝：冰片、麝香。

木字号

麻黄　玄参　大黄　甘草

上为粗末，每服四钱，煎，凉服。

灌字号

桔梗　玄参　藁本　山豆根　荆芥　独活　香附　薄荷　细辛　甘草

上为末，每服五钱，水一碗，土罐煎，纸封煎数沸，取来穿一孔，以气熏患处良久，倾出嗽化痰。

熏洗方

治咽疮。

先以连翘升麻散加荆芥、玄参、姜、葱煎服二碗，后用姜、葱、柳梅条、扁竹根、皂角、枫叶、松毛、泽兰同熏洗，效。

又搽药

生白矾、生甘草末敷疮上即退。

治双鹅、单鹅，用银锁匙擂汁合乳汁，以小竹筒灌鼻内，忍一时不出声，待药汁直下喉去。如不然，再用金锁匙擂自然汁合乳汁，如前灌鼻，如不然，再用鸟不扑根磨醋搽。

治缠喉风喉闭，其证先两日胸膈气紧，出气短促，蓦然咽喉肿痛，手足厥冷，气闭不通，顷刻不治。急用豆七粒，三生四熟，生者去壳生研，熟者去壳，炒去油存性，雄黄皂子大明者，研，郁金一个，研为末。上三味，研，每服半字，茶调细呷。如口噤咽塞，用小竹管纳药吹喉中，须臾吐利即醒。如无前药，用川升麻四两锉碎，水四碗，煎一碗，灌服。

治男妇卒然咽喉生泡，不能言语，吹之神效。

丝瓜种筜即老种干壳，尽处是　百草霜即锅底黑煤　食盐三钱上三味各等分，共为细末，临用吹一字入咽中，其泡即碎，血出自愈。

治天白蚁，此症方书俱不载，症亦少人识得，此疾是咽喉内生疮，鼻子孔内俱烂，多有人不能医此疾，若作喉风医治多误事，此方妙不可言，不可轻视。

白霜梅存性一个　枯矾一钱　穿山甲炒，五分　雄黄五分

共为细末，吹入喉中，神效。

治喉风肿毒及双蛾、单蛾、木舌等症，牙闭不开，饮食不下，言语不得，悉皆神效。

薄荷五钱　草龙胆五钱　黄连五钱　硼砂一钱　枯矾一钱　山豆根一钱　明矾三钱　冰片三分　熊胆一钱　雄黄二钱　胆矾一钱

上为细末，每用一字，吹入喉中即愈，间服解毒汤。若是牙关紧闭，痰多风重，又要吐痰，先用开关散。

开关散

用牙皂、北细辛、雄胆各等匀细末吹入鼻中，打嚏吐痰，醒开关后再进吐痰丹。

吐痰丹

善吐顽痰。

雄黄一钱，生　胆矾一钱，生　活石一钱，生

上为细末，大[1]五分，小儿三分，白汤调服，一时即吐顽痰，回生转死，活在人心。

开服解毒汤

牛蒡子　甘草　栀子　连翘　薄荷　升麻　枳壳　桔梗

① 大：其下疑脱“人”。

玄参　羌活　防风　赤芍　归尾　滑石　石膏各等分

白水煎服。

喉风活法

一斗底风原在肚内起，要用药吊起痰来，方可进药。若无痰者即用通药，方可吹末药。不能言者，用灯心灰入吹药内吹。

喉风吹药

青鱼胆内放硼砂阴干　熊胆　甘草各一钱　玛瑙五分　露蜂房二钱　石膏五分　珍珠二钱　檀香一钱　胡连二分　雌雄黄五分，男用雄，女用雌　儿茶　乳香各三分　硼砂三分　竹沥三钱　土蜂窝水澄过，三钱　连翘五钱　百草霜五钱

先用吹药打痰。

紫金皮二钱　白矾五分　硼砂五分　胆矾三分

上为末，吹入喉中即吐，痰甚者加常山末五分，后服煎药。

喉风煎药

升麻　荆芥　黄芩　黄连　甘草　桔梗　防风　玄参　黄柏

大便秘结加大黄，白水煎服。

治重舌

白矾生　谷丹飞过　五倍子

上为极细末，用蜜调涂舌上，待一时用水漱之再涂，以安为度。

又方

以黄连、半夏、木瓜皮水煎服即消。

又喉闭重舌，以朴硝、白矾掺入口中即愈。

治舌肿硬，闭塞闷乱，百草霜、食盐等分，用井华水调涂舌上，即好。

通隘散

治喉痛，生疮声哑。

白硼砂二钱　孩儿茶一钱　蒲黄六分　青黛一钱　牙硝六分　寒水石一钱　枯矾六分　片脑二分　黄连五分　滑石一钱　黄柏五分

上共为末，以苇筒药少许，吹入喉中，即效。

清音散

治聋音不清。

诃子三钱，半生半炮熟　木通三钱，半生半炮熟　桔梗生用　甘草二钱，半生半炙

上剉，水煎，用生地黄捣烂，入药服。

铁笛丸

治声失音或不清。

生地黄　熟地黄各一两　当归一两　黄柏一两，蜜炙　知母五钱　天门冬　麦门冬各五钱，盐炒　人参三钱　诃子五钱　阿胶五钱　白茯苓一两，去皮　乌梅十五个　人乳一碗　牛乳一碗　梨汁一碗

上为末，炼蜜为丸，如黄豆大。每服八十丸，诃子汤下，或萝卜汤下亦可。

清肝流气饮

治耳风毒、痄腮、火腰带疮。

赤芍药　枳壳　桔梗　前胡　羌活　白茯苓　甘草　防风　川芎　荆芥　白芷　石膏　黄芩　黄连

上㕮咀，水煎服。

乳香荜茇散

治牙疼槽风。

乳香　天麻　防风①　细辛　川芎　硼砂②

上为末，用一次，口噙温水漱，鼻内吹之。

腋　气

乌龙丸

治腋气神方。

白茯苓二两，去皮　当归一两，酒洗　莲蕊五钱，炒　丁香五钱　木香五钱　枸杞子一两，炒　石莲肉一两，焙　乳香五钱　京墨五钱　冰片一分半，研　青木香五钱　怀生地黄一两，捣

上为末，用陈米饭荷叶包，烧过捣烂，入地黄为丸，如黄豆大，麝香一分，黄酒化为衣，每服三四十丸，临卧半饿半饱，用砂仁一二分炒，入黄酒内送下。妇人加乌药三钱，醋炒香附末三钱，童便炒。

收功后药

生地黄　人参　当归　乳香　没药　官桂　丁香各一钱　麝香八味用酒浸过　青皮　陈皮　白芷　良姜　地黄　米壳　甘草各一钱

上剉，水煎服，出汗，外用川椒、枯矾各一两为末，擦腋下。终身忌鳜鱼、羊肉。去大小便不可与女同厕。

秘传奇方

治体气。

---

① 防风：天德堂本此下有“草乌荜茇”四字。

② 硼砂：天德堂本此下有“薄荷麝香”四字。

大田螺生者，一个　巴豆去壳　胆矾一豆许　麝香少许

上将螺用水养三日，去泥，上揭起螺厣，入矾、豆、麝在内，以线拴住放磁器内，次日化成水，须五更时将药以手自抹在腋下，不住手抹药，直候腹内欲行脏腑却住手。先要拣空地面去大便，黑粪极臭，是其验也。以厚土盖之，不可令人知之。如不尽，再以药水抹之。又去大便，次日用后药擦之，永去病根。

枯矾一两　蛤粉五钱　樟脑一钱

共为末，每以少许擦之。

治体气方

枯矾一钱　轻粉一分　蛤蚧二钱　密陀僧五分

上为末，研匀，每少许擦之。

汗　斑

一方

治紫白汗斑，夏枯草浓煎水，日洗数次，神效。

一方

治汗斑，用羊蹄根、明矾捣烂，布包洗擦。

一方

用大风子七个，油核桃三个，捣烂擦之。

一方

用核桃壳外蒲擦之，或竹内臭水搽之亦妙。

一方

治面目黑斑，用鹿角、益母草熬水洗即除。

癜　痣

一方

治白癜，用雄黄一钱，白附子一钱五分，人言二钱，贝母五分，上共为细末，以鸡子清调生姜蘸擦之，甚妙。

又方

用秋奴茄有缝者，入炒热红信末在缝内，不时擦上。

一方

去痣，用石灰五钱，地灰五钱，减水随意多少调开，用白糯米几粒放灰过一夜，待糯米作烂之时，将痣用三棱针针破，将烂糯米挑入痣内即落。

须　发

医者所谓人之须发眉，虽皆毛类，而所主五脏各异，故有老而须白，眉发不白者，或发白而须眉不白者，脏气有所偏故也。大率发属心，禀火气，故上生，须属肾，禀水气，故下生，眉属肝，禀木气，故侧生。男子肾气外行，上为须下为势，故女子宦人无势，则亦无须，而眉发无异于男子，则知不属肾也，明矣。

乌须羊肝丸

此方不独乌须发，亦能明目。

黑羊肝一具，竹刀切片摆磁盆内，羊胆汁涂，晒干，日日将胆汁涂，晒至百个为止，少则三五十个，惟胆汁多为佳。晒时以稀绢罩之，免蝇灰点污。

次用熟地黄用怀庆者，酒蒸，晒九次，干，六两，生地黄怀庆者者，酒洗，干，四两，覆盆子炒，四两，山茱萸酒浸，去核，晒干，净肉，四两，何首乌酒拌，洗净，蒸，晒干，四两，白芍药酒炒，四两，白茯苓去皮，切片，人乳浸，日晒夜露，候干，四两，旱莲草蒸过，四两 川芎四两，当归四两，酒浸，壮血余并童男童女发、自己发、胎发不拘数俱用花椒煎沸汤泡过，洗净晒干，入小瓦罐内，黄泥盐固济，炭火煅通红，埋地里三日取出，去土敲破罐，刮下研入，要有四两为佳，无则二两亦可。

上药俱不犯铁器，各晒干，石磨磨为末，再用熟地黄十二两，用酒浓煎汁二碗，去渣，煮糊为丸，如梧桐子大，每服空心酒下一百丸，临睡酒下七十丸，极能乌须发，聪耳明目，悦颜色。

天下乌须第一方

五倍子不拘多少捶碎，去灰，锅内炒尽烟为度，以青布巾打湿扭干包裹，脚踹成饼，为末听用，每用一钱半 乌黑霜即炒黄好细面四两 当归尾一两，为末 白及末一两。三味搅匀，每用一分半 青盐一分五厘 红铜末不拘多少，火内烧极红，投入水碗中取出，再烧再投，取其水内自然之末，用水淘净，将好醋煮数沸至干，随炒黑色听用，每用一分半 没石子二厘半 诃子二厘半。二味俱用面包入砂锅内，将柴炭同拌炒至焦干 明矾末一分半

上用细茶卤调如糊，磁器内重汤煮，洗净搽，干了洗去。

京师秘传乌须方

五倍子制法如前，每用二钱 红铜末制法如前，每用六分 食盐三分 明矾末六分 白灰面一分五厘

上合火酒调搽，无酒浓茶亦可，调匀以酒盏盛贮，用铁勺

注水煮至如糖香，镜脸①方可取用。先将皂角水洗净发须，然后涂药，包裹一夜，次早洗去即黑。如须少，只用半帐②。

旱莲膏

乌须黑发神方。

旱莲草十六斤，在六月下半月、七月上半月采十六斤，不许水洗，扭干取汁，封口晒，过五日，不住手搅，午时方加真生姜汁一斤，蜜一斤，和汁同前晒搅，至数日，似稀糖成膏，磁罐收藏。每日空心，用无灰好酒一钟，药一匙服。午后又一服，至二十一日，将白须发拔去，即长出黑发黑须。

神仙乌云丹

乌发黑发，返老还童，壮筋骨，补真精，固元阳，神效无比。

何首乌半斤，入砂锅内，以黑豆同蒸半日，去豆用好酒浸一七，晒干，如此蒸七遍　槐角子二两，为末　破故纸酒洗，一斤，砂锅内炒黄色　旱莲汁二两，如无汁，旱莲为末亦可　胡桐泪即木津，为末二两

上共一处为细末，枣肉二斤，核桃仁半斤，共一处捣为丸，如梧桐子大，每服五十丸，空心盐汤下，服三个月，勿断一日。

旱莲丸

乌须黑发，服一月，已白者退，再生者黑，其效如神。士大夫不可一日无此药。

生地黄二斤，酒泡去汁，晒，半斤　旱莲汁晒，半斤　细辛一两　川芎四两　破故纸一斤，面炒　五加皮酒浸，半斤　赤茯苓乳汁浸，

---

① 镜脸：意谓将药煮至表面如镜，可以照见面容的状态。
② 半帐：一半的量。

半斤枸杞子四两　杜仲半斤，炒　没石子二两　生菖三斤，取汁，晒，半斤

上为末，核桃仁去皮半斤，枣肉同和为丸，如梧桐子大，每服①五十丸，黄酒送下。

五煎膏

乌须发，固牙齿，壮筋骨。

旱莲草　黑桑椹　何首乌　生地黄　白茯苓

上五味，各自为咀片，煎汁滤净渣，熬成膏，合一处和匀，置磁器内封固，埋土七日。每服二三匙，一日三服。

一醉不老丹

专养血化痰，乌须黑发，男女皆可服。

没石子大个，三阴三阳　莲花蕊　生地黄　槐角子　五加皮各二两

上将药用木石柏捣碎，以生绢为袋盛药，同无灰好酒十斤，入不渗坛内，春冬浸一月，秋二十日，夏十日，紧对封坛口，浸满日。任意服之，以醉为度，须连日服尽，久则恐味变也。酒尽而须发白者自黑，若未黑再制，服不过三二次，神效。

仙方点白还玄丹

生地黄取汁　桑椹子取汁　旱莲草取汁

三汁各用一盂，共入铁锅熬之，干碾为面，听用。

三膏末一两　母丁香五钱　没石子煨，五钱　真铅粉炒，五钱

四味共研为极细面，以小磁礶贮之，塞口勿令泄气。依后开拔白日期，用小镊子拔去白须，即以墨笔点记，然后用鲜姜

① 服：底本无此字，据天德堂本补。

汁调前药少许点孔中，六七日后再出即黑，永不白。

拔白日期：正月甲子日，二月初八日，三月十三日，四月十六日，五月二十五日，六月十四、十九日，七月二十八日，八月十九日，九月十六日，十月初十、十三日，十一月初十、十二日，十二月初七日。

蒲公散

乌须生发。

蒲公英净，四两，炒　血余洗净，四两　青盐四两，研

上用磁罐一个，盛蒲公英、血余，盐泥封固，苏叶罨，春秋五日，夏三日，冬七日。桑柴火煅，令烟尽为度，候冷取出，碾为末，每服一钱，浸晨酒调服。

三仙丸

治头发脱落神效。

侧柏叶八两，焙干　当归全身四两

上忌铁器，为末，水糊为丸梧子大，每服五七十丸，早晚各一服，黄酒盐汤，任下。

生头发方

大附子一个，要一两重者佳，为末，用乌骨黑肥鸡一只取其油，搅药末擦头，其发即生。

一方

治发不生，取梧桐子捣汁涂之，必生黑发。

一方

以蓖头或拔白，伤及发根，出血如线不止者，以砂石研细末，搽上即止。

一方

乌须白齿，用肥大皂一廷，当脊剖开，去子入盐与面各五钱，仍合之，用黄泥巴裹如猪舌状，每造饭即于锅下烧之，须烧四五次，方去其泥，将皂角盐面研令极细，用之擦牙，牙极白色，以口涎蘸之捻发，发能极黑，即着肉根亦可擦去。

卷之四

帷　　战

铁柱保阳丹

丹鸡肾一对　黄犬肾一对　黄犬脊髓一条　麝香一钱五分，共入前鸡犬肾髓，同捣烂阴干　海马一双，用鸡油炙，为末　石燕一双，童便煅七次，为末　仙灵脾①末二钱　潮脑三钱　磁石末三钱　麝香当门子一双，面包煨熟

共合以童鸡子、脑子，共捣千余杵为丸，如弹子大，朱砂为衣，以牛角盒收贮，勿令泄气。

一丸可用五七年，临用时一丸，与左鼻闻之，阳事即举，坚如铁柱，任意行房不泄。但合药之时，选天德月德日焚香，莫令妇人、鸡，犬见之。

回解前药方

钟乳粉二钱　沉香三钱　鳖鱼头一个，烧灰存性

共研极细末，炼蜜为丸，如前药丸大，金箔为衣，不可前药丸共一处放。但临要泄时，将一丸与右鼻闻之，即泄。

遍宫春

母丁香八粒，鸦片　蟾酥各一钱　麝香　白及各五分

共为细末，火酒调丸，如梧桐子大。行时化开，擦玉茎上，任战不泄，不必解。

---

① 仙灵脾：原作"仙灵皮"，据中药名统一改。

百声娇

远志肉　蛇床子　五倍子各一钱

共为细末，每用五厘，津调涂脐上，亦可久战。

倒提金方

吴茱萸　青木香　硫黄　麝香各等分

为末，每少许唾津，调入阴户，女必爱恋。

素女遇仙丹

母丁香　蛇床子　肉苁蓉　甘松　白矾　白茯苓　山茱萸　紫梢花各五钱　细辛二钱半

共为细末，炼蜜为丸，如梧桐子大。每用一丸，津调涂玉茎上，任交合，身轻物健。

助阳丹

蛇床子　地骨皮　紫金皮　紫梢花　甘松　防风肉　杨梅肉　藿香各等分

煎汤放小盆内，临睡时浇洗，能助阳久战。

强龟益女丹

红豆　砂仁　良姜　五味　潮脑各等分

为细末，每次少许津调，敷玉茎上。

杨妃夜夜娇

蛇床子　远志肉　五味子　北细辛　蜂房　白头地龙各等分

为末，每用少许津调涂玉茎，入阴户能战，令男女欢畅。

小浴盆

官桂　木鳖各一钱　白矾七分

用水五碗煎三碗，男洗玉茎，女洗阴户。

悄悄紧

石榴皮　菊花等分

为末，水一碗，煎七分，温洗阴户，状如童女，若怕疼者甚妙。

长思丹

公土狗一个　天龙一个，即马食虫　白颈地龙一条　人龙一条　潮脑一钱　金头蜈蚣一条

共为末，将蟾酥五钱和丸，如[①]绿豆大。每用一丸，施于尘柄[②]上，自然坚大。

千金秘精方

旱莲蓬　芡实内　莲花心各等分

为细末，炼蜜为丸，如芡实大。每噙化一丸，久久不泄。

益肾延年丹

人参　酸枣仁　门冬酒浸，新瓦焙干。各三钱

为末，临卧温水送下，亦可久战。

十补丸

枸杞　熟地黄　甘菊花　白茯苓　桂花　苁蓉酒浸一夕　菟丝子　山茱萸　天门冬　汉椒

上为细末，等分，用酒调为丸，如梧桐子大。每空心盐汤送下，三十阳事不痿。

---

① 如：原作“加”，据文义改。

② 尘柄：指阴茎。

苏妃暖炉丹

青木香五分　木鳖子九个，去油　麝香三分

上为末，炼蜜为丸，入美人牝中，彼此大美。

杖　疮

一杖毕，即饮童便和酒，不可吃茶，免血攻心。用热豆腐铺在杖紫色处，其气如蒸，其腐即紫。复易之，须得紫色散尽，转淡红为度。或只用葱切烂炒焦，搭患处，冷则再易，以血散为度。

又法

用凤仙花棵，连根带叶，捣烂涂患处，如干又涂，一夜血散即愈。如冬月无鲜的，秋间收阴干为末，水和涂之。一名金凤花。

又法

并打伤皮不破内损者，用萝葡捣烂掩之。

又法

用大黄末，童便调敷之。

又法

用猪胆汁涂之。

又法

用真绿豆粉微炒，鸡子清调刷之。

化瘀散

治杖打重，血上攻心。

苏木三钱　红花三钱　归尾三钱　大黄二钱

上共为末，童便一钟，黄酒一钟，煎至一钟，热服。

退血止痛散

治杖后肿痛，瘀血不散，气血攻心，或憎寒壮热。

归尾　赤芍　生地　白芷　防风　荆芥　羌活　连翘　黄芩　黄连　黄柏　大黄　栀子　薄荷　枳壳　桔梗　知母　石羔　甘草　车前子

水煎服。

八仙过海

治杖打极重，血沁裆，不治即死。

巴豆霜　当归　乳香　没药　硼砂　半夏姜汁炒　血竭　土鳖焙用

上各等分，为细末，每服八厘，好酒送下。

金箔散

治杖打极重，痛不可忍，昏闷欲死者。

白蜡二两，生研　乳香三钱　没药三钱　金箔　银箔各二十帖

上为末，每服二钱，温酒调服。

补气生血汤

治杖后，溃烂久不愈者。

熟地黄　人参　茯苓　当归　芍药　白术焙炒　陈皮　香附　贝母　桔梗　甘草

往来寒热，加柴胡、地骨皮；口干，加五味子、麦门冬；脓清，加黄芪；脓多，加川芎；肌肉迟生，加白蔹、肉桂。

杖疮膏

密陀僧四两为末，香油八两，同入锅内，文武火熬，用柳

条数根，一顺勤搅，不要住手。待熬成黑色，滴水成珠，油纸摊贴患处，当时疼止。拘流脓水，自然生肉，如有疔甲，贴药即止。又治顽疮、天泡、臁疮神效。

不二膏

大黄　黄柏　黄连　乳香　没药　轻粉各一钱　血竭　儿茶各二钱　水银三钱，用宫粉三分，吐涎以银磨　片脑二分

上为细末，合和以猪脂四两，炼去渣，入黄蜡二两，再煎，滤过入药，柳条搅匀，随疮大小，摊纸贴之。

白龙膏

治杖疮，及远年近日一切顽疮。

黄香二两，净末，去黑渣不用　香油二两，炖温　黄蜡二两　乳香　没药各末，五分

上先将蜡入磁碗内，慢火化开，用箸敲碗边，续续入黄香、乳没。取碗离火，入温香油于内，搅匀待冷，入水缸内，去火毒，三日取出，油单纸摊药，贴患处立效。

生肌散

乳香　没药　儿茶

三味各等分为末，撒上即止痛生肌，但每宜先用防风、荆芥、苦参煎水洗。

英雄丸

自然铜火煅醋淬　木鳖子去壳　无名异　没药　乳香　地龙去土，各等分

上为末，炼蜜丸，如弹子大，每服一丸，温酒下。打着不痛。

内府秘传二黄膏

专治杖疮，打成坑，肉皆朽腐者，神效。

威灵仙　黄柏　栀子　连翘　黄连　蔓荆子　大黄　苦参　荆芥　薄荷　蒺藜　牛蒡

上为散，各等分，将清油半斤，慢火熬至渣黑，去渣不用。将油熬定后，入黄蜡二两半，白蜡一两，待溶倾入磁器内，后乘热入细药在内。龙骨煅过、血竭、儿茶、轻粉、乳香、没药、白芷、大黄、雄黄、樟脑、银朱、水银、麝香各等分，入内搅匀，收贮听用。

折　伤

折伤者，谓其有所损伤于身体也。或为刀斧所伤，或坠堕险地，或扑身体，损伤筋骨皮肉，皆能使出血不止。或瘀血停积于脏腑，结而不散，去之不早，则有入腹攻心之患。当视其所损轻重，若血不止者，外宜敷贴之药，内宜和散之剂；血蓄于内者，宜下去之，然后调理，必以顺气活血，止痛和经，使无留滞气血之患，此其要也。大凡打扑损伤坠堕，或刀斧所伤，皮未破而内损者，必有瘀血停积，先宜逐去瘀血，然后和血止痛。若肌肉破而亡血过多者，宜调气养血，带补脾胃为主。如腹痛者，乃瘀血也，宜桃仁承气汤加当归、红花、苏木，入童便和酒煎服。

通导散

治跌扑伤损极重，大小便不通，乃瘀血不散，肚腹膨胀，上攻心腹，闷乱至死者，先服此药，打下瘀血，然后方可服补损药。

大黄　芒硝　枳壳各四两　厚朴　当归　陈皮　木通　红花　苏木　甘草各二两

上剉一两，水煎服。

鸡鸣散

治从高坠下，及木石所压，凡是伤损，血瘀凝积，痛不可忍，此药推陈致新。

大黄酒蒸，一两　归尾五钱　桃仁去皮尖，土炒

上剉酒煎，鸡鸣时服，取下瘀血即愈。

活血止痛散

治打扑伤损膜，落马坠车，一切疼痛。

生地黄二两　乳香　没药　赤芍　白芷各一两　牡丹皮二两　当归二两　川芎一两　甘草五钱

上为末，每服二钱，温酒入童便调下。

防风通圣散

治打扑伤损，肢节疼痛，腹中恶血不下。

前方倍大黄、当归煎熟，调入乳香、没药各二钱。

续骨丹

乳香　没药　儿茶　茧壳烧灰，各等分

上为末，每服二钱。接骨，黄酒送下。欲下血，烧酒下。

接骨散

接骨续筋，活血止痛。

当归五钱　官粉煅，五钱　硼砂二钱

上为末，每服二钱，苏木汤调服，频服苏木汤。损在腰以上，先吃淡粥半碗，然后服药，在腰以下，即先服而后食。别

作糯米粥，入药末拌和，摊纸上或绢上，封裹伤处。如骨碎用竹木夹定，或衣物包之。

仙人散

接骨止痛。

土鳖十个，焙干，一钱　土狗八个，焙干，一钱　巴豆去油，三分　仙人骨即人骨，三分

上共为末，每服先一钱，次服五分，二服后去巴豆，又服二钱五分，又加巴豆一服，俱用烧酒下。

接骨紫金丹

治跌打损伤，骨折破伤，瘀血攻心，发热昏晕，不省人事。

骨碎补　乳香　没药　血竭　大黄　自然铜醋淬　硼砂　归尾　土鳖焙干，去足，各一钱半

上为细末，磁器收之，每服八厘，好热酒调服，其骨自接上。如有瘀血，自下吐血等病，经事不调，俱用酒下。

接骨神丹

古铜钱三钱。二味铜俱用火烧红，入醋淬七次　乳香　没药各五钱　半夏一个，封　土鳖一个。二味一处捣烂，锅内炒黄色，称一两　骨碎补七钱，去毛　自然铜二钱

上为极细末，每服三分，用导滞散二钱搅匀，热酒调服。药行患处，疼即止。次日再进一服，药末三分，导滞散五分，重者三服，轻者一二服，全愈。

导滞散

治跌打伤重，腹内有血。

大黄三钱　当归一钱

上为末，酒一碗煎服，大便血出即愈。

通经活血止痛散

治跌仆打伤，败血冲心，心胸紧痛者。

三棱　莪术　赤芍　黄柏　黄连　千里马　青皮　紫苏　香附　玄[①]胡　乳香

起初不下此药，十分重者方下。内加红花、苏木、石菖蒲即愈。

神效回生丹

治跌仆打伤，遍身伤重，五内吐血下血，或瘀在腹，胀满疼痛，喘急气短，危急之症。

川大黄一两，蒸　春苎麻一两，存性　当归一两　孩儿骨一两，存性，要初生男者佳　桃仁一两

共为细末，每服二钱，温酒送下，不拘时候，神效无比。

回生再造散

治足手及筋骨断折者，神效无敌。

自然铜一钱，醋淬　木香一钱　古铜钱五钱，火煅醋淬

上研为细末，每服二钱，无灰酒送下。令病人口先嚼丁乳香一粒，方进此药，神效。伤在上，食上服。伤在下，空心腹。如即日未安，次日再服此方。如未断折骨者，慎勿轻用，此方专能接骨，别无妙用。

接骨节痛仙方

紫荆皮　土当归　川乌　白芷　半夏　坐拏草即奶娘柴根。各一两　草乌一两　木香三钱

上为细末，诸样骨碎，折出白窝者，每服三钱，好酒调下，

① 玄：底本作"北"，据中药药名统一改。

麻倒不识痛处，或用刀割开节，或刀剪去骨锋，以手整顿骨节归原，用夹夹定，然后医治。如箭镞射入骨内，不得出者，用此麻药，或钳出，或凿开，取出箭头，只用白水汤立醒。

又方

治跌闪损折。

乳香　没药各一钱　大黄二钱　巴豆肥人二粒半，瘦人一粒半

共为细末，或炼蜜为丸，或末调服，服时用姜三片，桃仁十粒，去皮尖，葱白连须三根共捣碎，入好酒一钟，和匀去渣，待五更，热酒调服前约，再用好酒尽量饮之，或见血片，或见黑水为效，即以红米煮粥止之。

又方

下瘀血。

归梢　川芎　赤芍　乌药　苍术　青皮　陈皮　枳壳　红术　红花　桃仁　肉桂　大黄共等分

水二钟，煎八分，空心服，渣再煎。

军中一捻金

治金疮伤破出血，并狗咬，要端日制。

矿石灰不拘多少，炒研，生韭菜连根，同捣，作饼，阴干为末，掺上，止血生肌。

出箭方

花蕊石，火煅七次，为细末，撒在伤处，团围，箭头即出。

止痛生肌散

治刀斧伤，出血不止。

乳香　没药　儿茶　象皮炒　龙骨　水飞　石膏煅，水飞

黄丹水飞　三七

上八味，各等分，共为细末，用之。

金疮出血不止

用楮树叶为末，擦上血即止，或用女子带血勒马片烧灰掩，亦好。

又方

治金疮肿痛，出血不止，寒热口干，此气虚血无所附，而血不归经也，用补中益气汤、五味、麦门主之，阳气复而愈。

破伤风

破伤风症，河间云：风者善行数变，入脏甚速，死生在反掌之间，宜急分表里虚实而治之。破伤风邪在表者，则筋脉拘急，时或寒热，筋惕搐搦，脉浮弦也，宜散之。

羌活防风汤

治破伤风，邪初在表者，急服此药以解之，稍迟则邪入于里，与药不相合矣。

羌活　防风　甘草　川芎　藁本　当归　白芍各一钱　地榆　细辛各五分

上㕮一剂，水煎热服。

破伤风邪在半表半里者，则头微汗，身无汗也，宜和之。

羌活汤

治伤风在半表半里，急服此汤。稍缓，邪入于里，不宜用。

白茯苓　羌活　菊花　麻黄　川芎　蔓荆子　石膏　防风　前胡　黄芩　细辛　甘草　枳壳各五分　薄荷　白芷各二分半

上㕮一剂，水煎服。

破伤风邪传入里者，舌强口禁，项背反张，筋惕搐搦，痰涎壅盛，胸腹满闷，便溺闭赤，时或汗出，脉洪数而弦也，宜导之。

大芎黄汤

治破伤风在里，宜疏导，急服此汤。

川芎　羌活　黄芩　大黄各二钱

上剉一剂，水煎温服，脏腑通和为度。

一人斗殴，眉棱被打，破伤风，头面肿大，发热，以九味羌活汤热服取汗，外用杏仁捣烂，入白面少许，新汲水调敷疮上，肿消热退而已。

金刀如圣散

治破伤风。

苍术八钱　白芷　川芎　细辛　麻黄各五钱　川乌炮　草乌炮，各四钱　薄荷一钱

上为末，每服一钱，热黄酒调服，盖覆遍身，汗出有验，如治痈风，加滴乳香一钱。

玉真散

治破伤风及金刀伤，打扑伤损，并癫狗咬伤，能定痛生肌。

天南星为防风所制，服之不麻人　防风各等分

上为末，破伤风以药敷疮口，然后以温酒调一钱。如牙闭紧急，角弓反张，用药二钱，童便调下。

一打伤欲死，但心头微温，以童便灌下二钱，并进二服。

一癫狗咬破，先口噙浆水洗净，用绵拭干贴药，更不再发，无脓，大有功。

又方

治破伤风，槐子一合，炒黄，好酒一碗，煎八分，热服，汗出为愈。

又方

治破伤风，用野苏子半生半炒，为末，炼蜜丸如指顶大，每服一丸，热黄酒下。

破伤外治之法

治跌打破头面，及刀伤破手足，大口血流不止。用松香，不拘多少，碾为细末，将所伤破口用手捏凑一处，用药末厚敷上，将净布帛扎住，不怕风，不惧水，旬日即痊。

又方

治破伤风，用甘草、甘遂各等分，研成末，将蜂蜜并来年葱头，共捣一块，将疮甲揭起，微将麝香先撒于上，然后擦药在上，点香至四寸，浑身汗出即愈。

灸法

治破伤风及癫狗咬伤，此方最易而神效。

用桃核半边，内填稠人粪满，仍用槐白皮衬加伤处，用艾灸桃壳上，灸之。若遍身汗出，其人大困即愈。若年远，只在疮上灸之亦愈。

汤　火

凡遇汤火所伤，先以盐末和米醋调和疮上，次以醋泥涂之，仍用醋涂不绝，暂救痛苦，一面急捣生地黄，醋调敷疮上，直候疼上，须厚至数寸不妨。若一用冷水、冷物、冷泥，热气得冷气则却，深搏烂入筋骨，慎之慎之。

保生救苦散

治火烧汤烫，或热油烙及脱肌肉者。

寒水石　大黄　黄柏各三钱

上为末，香油调涂患处，或湿烂干掺。

黑白散

治汤烫火烧伤。

百草霜　轻粉减半

共为细末，狗油调搽患处，立愈。

又方

用桐油二分，水一分，搅令匀，调入黄丹、石膏末，敷之效。

又方

治汤烫火烧，破痛不可忍，用生白矾，不拘多少，香油调搽效。

又方

用鸡子清磨京墨涂患处，上用三层湿纸盖，则不起泡，冷如水，效。

又方

治因回禄烟熏致死者，以萝卜捣汁，灌之即苏。

又方

治汤泡火烧，先以腊酒冷洗，以拔其毒，再用鸡蛋十余个，煮熟去白，以黄炒焦黑，取油约一盏，用大黄研末二两，调匀敷上，三日全好，无疮痕。

又方

治大人、小儿汤火泼伤，面目十分重者，用老鼠不拘多少，烧存性，为末，掺上即效。

诸　鲠

一方

治鸡骨刺鲠喉，用苎麻根或野苎根，洗净，捣稀烂，每用如龙眼大，鸡骨鲠，以鸡羹化下，鱼刺鲠，以鱼汤化下。

一方

治鸡鱼鲠喉，用灯心煅过，吹入喉中效。或以硇砂少许，嚼下立消。

一方

治诸骨鲠喉，将狗倒吊，沥涎半钟，以砂糖半钟，调下立消。

一方

治诸骨鲠，用金凤花子根捣烂，绞汁咽之，大张口吞，忌近齿，即愈。或以玉簪花尤妙。

一方

治鱼刺鲠喉，口称鸬鹚则下，或解开衣带，眼看下部即通。

一方

治篾鲠喉，年多竹篱芭或竹棍，洗净，取急流水煎汤服。

误　吞

一方

治误吞金银环子、钗子，以水银五钱吞之，再服即出。

一方

治误吞金银，用砂仁浓煎汤服立下，或白糖一斤，渐且服之。

一方

治误吞铜钱，以生茨菇捣汁，呷之自消。

一方

治小儿误吞针，以吸石磨如枣核大，钻窍线穿，令含针自出，吞铁同治。

一方

治小儿误吞钉针，用肥肉多令食饱，或用蚕豆煮熟，同韭菜吃即化。

一方

治小儿误吞铁钉，取象牙刮下屑，同砂糖拌食即下。

一方

治食物误入鼻中，吹入皂角，取嚏极妙。

一方

治误吞禾芒，用鹅涎滴入喉中妙。

诸　刺

一方

治铁棘竹木诸刺在肉中不出，以鼠脑捣如膏，厚涂即出。

一方

治竹木刺入肉不出，以鹿角烧末，水调涂之，立出，久者不过一夕。或以头垢涂之，即出。

一方

治木刺入肉不出，疼痛不已，取羊屎烧灰和猪脂敷上，不觉自出。

一方

治诸骨刺入肉，以象牙磨浓浆涂上即出。

一方

治诸刺及篾刺入肉，以蓖麻油涂之即出。

一方

治竹木刺入肉不出，取牛膝茎捣末涂之，或以黑豆杵烂，水调搽之。

一方

治麦芒入耳，以大麦煮汁洗之，妙。

急　救

一方

治奄然死去，四肢逆冷，腹中气出如雷鸣，此谓之尸厥。

用附子七钱重者，炮熟，去皮脐，为末，分作二服，用酒一盏，煎至一盏灌之，兼灸百会穴四十九壮，脐下气海、丹田，亦灸如数。如无附子，取生姜自然汁半杯，酒一盏，同煎，令百沸，灌二服以代之。

一方

治中恶客忤卒死，凡卒死，或无病及睡卧间忽然而绝，此皆中恶也。用韭黄心于男左女右鼻内刺入六寸，令目开间，血出即治。

一方

治卒死无他形证，以牛在人鼻上舐二百息必醒，如不舐，用盐涂面上，或用皂角末吹鼻中即愈。

一方

治卒暴及鬼魇死，若肉未冷，急以酒调苏合香丸灌之，若药下喉，可活。

一方

治鬼物魇打，其人呃呃作声，即便令人叫唤，如不醒，此乃鬼魇也，不救即死。用牛黄、雄黄各一钱，朱砂为末，先以一钱烧床下，次用一钱酒调灌之。或用向东桃、柳枝各折七寸，煎汤灌之。或更用艾灸人中，并灸两足大拇趾内离甲一韭叶，各灸七壮。

一方

治一切狂妄，上屋呼骂症。以病者两手大拇指细床绳缚定，大艾炷置于其中，两介甲、两指角内俱要各灸七壮，一处不着不效。或以盐汤灌之，吐痰而愈。

一方

治眼见鬼物，蓦然倒地，四肢逆冷，两手握拳，口鼻中出清血，须臾不救。此症与尸厥同，但腹中不鸣，心腹俱暖，此是中恶鬼气也。用犀角五钱，麝香、朱砂各二钱半，为末，以二钱井水调灌，切勿移动其尸，可令亲戚众人围绕，徐徐唤之，不可急呼。或打鼓烧火，或烧麝香、安息香、樟木之类，直候苏醒，记得人事，方可移归本室。或用半夏汤洗七次为末，以少许吹入于鼻中，心头温者可治。

一方

治中恶卒死，用生菖蒲根捣烂，绞汁一盏，灌之立愈。或以羊屎烧烟，熏鼻中。

一方

治卒忤停尸，不能言语，口噤不开，用生附子为末，置管中吹入舌下，即愈。

一方

治风癫，用明矾一两，细茶五钱，为末，蜜丸茶下。

一方

治魇死，以艾灸唇上人中穴及脐中穴，捣韭汁灌鼻，不可移动，不得近前呼唤，但痛咬足跟大指甲边，或以韭汁灌耳中。

一方

治魇不醒者，用笔管吹两耳，及取病人头发十四茎，捻作绳刺入鼻中。

一方

治惊怖死者，以温酒一两杯灌之即活。

一方

治自缢高悬者，抱住徐徐解下，慎勿截断绳索，却轻轻捻喉咙，令其侧身安卧，用被盖之，以一人用脚踏其两肩，手挽其发，常令弦急，勿使缓纵。一人以手按着胸上，数摩动之。一人摩将臂胫，屈伸之。若已强直，但渐屈之，并按其腹。如此一时，虽得气从口出、呼吸、眼开闭，仍引按不住，须臾以粥清灌，令喉润，渐渐能咽乃止。更令两人以管取其两耳，此法最好，无不活者，自旦至暮，虽冷亦可救。自暮至旦，阴气强盛，稍难救耳。

一方

治自缢，以一人两手掩其口，勿令透气，一人用手摩其头痕，一二时气急则活。当未解时，先用膝头或手厚裹衣物紧塞肛门，以防泄气。

一方

治自缢死，须安定其心，徐缓解下，慎勿割断绳索，抱取，心下犹温者，刺鸡冠血滴入口即活，鸡用男雌女雄。或针灸鼻下人中穴。或徐徐解下安卧，用皂角、细辛为末，吹入鼻中。

一方

治溺水，身强气绝者，打泥壁一堵，置地下，却以死者仰卧其上，更以壁土覆之，止容口眼，自然水气翕入泥间，遂苏。或快炒热沙覆之面上，只露出口、耳、鼻、眼，沙冷湿又换数次，即活。

一方

治溺水者，急解去湿衣，将肚腹横扑牛背上，用人扶挽，徐徐牵牛行动，以出腹之水，更用艾灸脐中即活。如醒，以老姜擦牙。无便牛，以人仰卧于凳上代之，水出即活。或直扑凳上，将脚下凳举高，以盐纳脐中，待水自出。

一方

治溺水，屈死人两足着人肩上，以死人背贴生人背担走，吐水出即活。或解去衣倒悬，去脐中垢，令两人以笔管吹入其耳。

一方

治冻死，用毡或藁荐卷之，以索系，令二人扛对踏，令滚转往来如狂，候四肢温，即可活。

一方

治冻死者，四肢强直，口噤，只有微气，用大锅炒灰令暖，以囊盛熨心上，冷即换之，自活，后以温酒及粥清稍稍进之。若不先温其心，便将火灸，则冷气与火争必死。

一方

治墙壁压死，用生半夏为末，丸如大豆，纳鼻中自愈。如活即以姜汁灌，解其半夏毒，心温者一日可活。此方自缢溺水死，俱宜。

中　毒

一方

治中酒毒，或醉昏闷烦渴，取柑皮二两，焙为末，每用三钱，水一钟，煎三五沸，入盐，如茶服妙。

一方

治中酒不醒，用葛根捣汁，饮一二升，或蒸葛根食之，或以绿豆粉皮，冷水溜下。

一方

治中百蛊，以白鸡、白鸭血灌之，或煮连翘汁服。

一方

治误食诸毒草及百物毒，用干板蓝根四两，贯众去土一两，青黛、生甘草各二两，共为末，蜜丸如梧桐子大，以青黛为衣。如稍觉心神恍惚，恶心呕逆，即是误中诸毒，急取十九或十五丸嚼下，新汲水送下。

一方

治畏人下蛊毒，用三七一钱先嚼下，遇毒即返。

一方

治中毒，用上好青黛、雄黄等分为末，每服二钱，新汲水调下。

一方

治中六畜鸟兽等毒，饮豆豉汁数盏，或水调灶心土服。

一方

治中各物毒，急吞头垢一枣核大，或清油，多服，呕吐毒出极妙，或以升麻浓煎服。

一方

治孔雀毛胆毒，以干葛三两为末，水调顿服。

一方

治食六畜肉中毒，以水调壁土、黄土二钱，服之立愈。

一方

治中鹅鸭毒，糯米泔水酒服。

一方

治中狗肉毒，用杏仁三两杵烂，分三分，每服热酒调下。

一方

治中自死六畜毒，甘草末服一二钱，未解再服。

一方

治误中饮馔中毒，未审何毒，卒急无药可解，急取甘草、荠苨，浓煎汤服，入口便活。或服生韭汁，或服芦根煎汤，俱妙。

一方

治饮食中毒，如鱼肉菜蔬等物，用苦参三两，以苦酒二碗，煎三五沸，去渣服，吐出即愈。

一方

治中马肝毒，取鼠粪两头尖者十四枚，水和饮之。

一方

治食牛羊肉中毒，用甘草煮汁服之，四五碗即愈。

一方

治蟹中毒，以紫苏煮汁服，或藕汁、蒜汁、冬瓜汁俱可服。

一方

治鳝鱼、田蛙毒，新汲水取豆豉汁顿服。

一方

治食河豚中毒，急以清油多灌之，使毒物尽吐便愈。或盐汁灌之亦妙。捣芦根汁灌之妙。

一方

治食鱼中毒，以橘皮浓煮汁服之。或冬瓜汁亦可。

一方

治食菌中毒，于新地掘一窟，以冷水内搅令澄清，谓之地浆，取二三碗，饮之立愈。

一方

治一切菌毒，取甘草剉碎，以清油一盏，煎数沸，候冷服即解。

一方

治中断肠草毒，此草叶长尖，条蔓，生服三叶即死。如方服未久，将大粪汁灌之可解。此草近人则叶动，将嫩叶心浸水涓滴入口，即百窍喷血，急取抱卵不生鸡儿，细研，和麻油灌之，尽毒恶物如苏，方少迟难救。

一方

治诸药毒死，心间尚暖，用防风擂，冷水服。

一方

治服诸药中毒，用生甘草、淡竹叶、黑豆等分作一剂，清水浓煎连服。

一方

治藜芦毒，煮葱汁服。

一方

治中大戟毒，捣菖蒲汁服。

一方

治中雄黄毒，以防风煎汤服。

一方

治半夏毒，捣生姜汁服。

一方

治中砒毒，烦躁如狂，心腹搅痛，头旋，欲吐不吐，面青口黑，四肢逆冷，命在须臾。用黑铅四两，磨水灌之，或用生清油三碗灌之，或以粪汁灌，或以黄土地浆浓灌一二碗。

一方

治中砒毒，用旧葫芦瓢烧存性，黑石灰等分，为末，水调灌之。或用煅过石膏二两，水调服之，大便中见石膏裹砒霜出。

一方

治中乌头、天雄、附子毒，用大豆浓煮汁服，黑豆尤妙。或用远志、防风、枣肉煎服。或食饴糖亦能解。

一方

治中巴豆毒，用黄连煎服即解。或服菖蒲汁解。或煮大豆汁解。

一方

治中斑蝥毒，捣泽兰汁服。

一方

治中巴豆毒及砒霜毒，用蓝根汁、薄荷汁入砂糖和水服。

一方

误食蜈蚣中毒，饮鸡毛水，并食鸡肉即解。

一方

治误食桐油中毒，令人呕泻，饮热酒立解。

一方

治误吞蚂蝗中毒，腹痛，取田中泥为丸，水吞服下，其虫必随吐泻出。

兽　伤

一方

治马咬伤，取栗子嚼烂敷之，或马粪烧灰敷，及马尿洗。

一方

治虎咬伤，用麻油、松毛汁多服，外用白蜡六钱，半夏四钱，为末罨。

一方

治马咬及踢伤，烧马鞭梢、独栗灰敷之，或艾灸。

一方

治疯狗伤，看将患人头发有红者拔去，用斑蝥七个，糯米四十九粒，同炒黄，去米，加大黄三钱，共为末，白汤下，必大便出肉狗方好。如不出，再用滑石六钱，甘草一钱，为末，白汤下，仍以姜葱敷患处，忌荤[1]百日，麻地莫走。一生忌狗肉、茄子、蚕蛹。

一方

治狂犬咬，用白矾填疮中，裹之止痛，或仍杀所咬之犬，

① 荤：各本皆作“晕”，据文义改。

取脑敷之，后不复发。

一方

治疯犬咬，以虎骨为末，每服二钱，熟酒调下。或以韭菜根捣汁服之。

一方

治诸犬咬伤不愈，叫唤似犬声，吐白沫者为毒入心，急以人骨烧灰，用东流水调下。

一方

治犬伤，即时将左手贴地上，以右手第二指从左手大指数至小指，旋数次，念四句，从首至尾，念云：一二三四五，金木水火土，狗咬某人脚，虎口内取土。念毕即于虎口内，取土敷伤处。念不可戏之。

一方

治猪咬，用粉松香熔化贴之。

一方

治猫咬，以薄荷叶涂之。

一方

治鼠咬，取猫粪敷之，即不成疮。或以猫尾烧存性，麝香少许，唾津调敷。

虫　伤

一方

治头生虱子，用心红一钱，纸包挽髻内，虱自落。或烧熏之亦妙。

一方

治身上生虱，用樟脑、百部、秦矾为末，每浆衣入二三钱在浆内，永不生虱。

一方

治身痒生虱，内银朱、陈艾，纸卷筒熏衣即除。

一方

治阴下瘙痒，八角子，以白果捣烂，擦之即除。

一方

治蚯蚓咬作脓，盐汤浸洗，敷数次即愈。

一方

治蜘蛛咬伤，疼痛者用盐豉炒干为末，以清油调敷，效。

一方

治蜘蛛咬，遍身成疮，取蚯蚓一条，入葱叶中捏两头，勿令动气，但摇动即化为水，点咬处即愈。

一方

治蚕咬伤，以麝香为末，蜜调敷之，妙。

一方

治蜈蚣诸毒虫所伤，用清油点灯，以灯烟熏伤处，其痛即止。

一方

治蜈蚣螫，以雄黄研细，鹅冠血调搽。或嚼香附子敷之。

一方

治蜈蚣咬，痛不止，嚼盐沃上，及以盐汤浸洗。

一方

治蜈蚣咬伤，以独蒜摩痛处即止。或以鸡粪涂之。

一方

治蜂螫，嚼青蒿敷上，或热油洗之，或以齿垢搽，或以水调雄黄搽，俱好。

又方

治蜂伤，以马齿苋搽之即好，内擂酒服，其肿自消。

一方

治蝎螫，痛不止，以猫尿或尿涂之，三次即好。或白矾、半夏末，醋调涂之。

一方

治蝎螫，用牛皮胶化开，纸摊贴痛处即止。

一方

治蝎、蛇、蛛蛛等毒，取鸡蛋轻敲一小孔，紧合伤处立愈。

一方

治蛇咬蝎螫，烧刀尖头令赤，以白矾置刀上，看成汁，便热滴咬处，妙。

一方

治蛇咬，以人屎厚敷上，帛裹之即消。或取牛耳中垢搽。

一方

治一切蛇咬，急宰鸡，带毛破开，紧贴患处，其毒即去。

无便鸡，或田鹅或蛤蟆皆妙，但不可过半日，则毒气深入难治。

一方

治毒蛇伤，用独蒜切片，敷患处，上加艾炙七壮，即安。

一方

治一切蛇伤，用贝母为末，酒调敷服尽醉，少顷，酒自伤处为水流出，俟水尽，仍以贝母末敷之即愈。

一方

治蛇缠身，令众人以小便浇之即解。

一方

治蛇伤、虎伤，用三七一钱研末，酒送下，又嚼涂患处，极效。

一方

治睡着，忽蛇入口中，以刀破蛇尾，内花椒二三粒裹之，须臾即出。

一方

治百虫入耳，捣韭汁灌入，或以人乳灌之，或用椒末头醋浸良久，少少灌入即出。

一方

治诸虫入耳，取桃叶挼细，塞耳即出。或以鸡冠血滴入，或香油，或牛乳，或驴乳，俱可灌之。

一方

治蜈蚣入耳，用生姜汁或桑皮捣汁灌之。或以猪脂肉炙令香，掩耳即出。

一方

治小虫蚁入耳不出，以灯心浸油钩出。或以猪羊脂炙令香，安耳孔上自出。

一方

治百节蚰蜒虫并蚁子入耳，以头醋注之，起行即出。

一方

治蚰蜒入耳，取地龙一条，纳葱内化为水，以之滴入耳中，蚰蜒化为水。

一方

治飞蛾入耳，以酱汁灌入即出，又击铜器于耳旁。

附经验通用方

治痈疽、发背、百毒灸法，累用累验。

凡人患痈疽发背，已结未结，赤热肿痛，先以湿纸覆其上，其上纸先干处即是疽头结处，取大瓣蒜，切如三钱厚，安在头上，用大壮艾灸之，三壮换一蒜，痛者灸至不痛，不痛者灸至痛方佳。最要早觉早灸为上。才发一二日，十灸十愈；三四日，十灸七愈；五六日，三四愈。过七日则不宜灸。若有十数头作一处生者，用蒜研成膏，作饼纳疮头上，聚艾灸之，亦能安也。若背上初起未肿，内有一粒黄如粟米，即用独蒜切片，如前法灸之，次日去痂，脓自溃矣，极效不可言。

造雷火神针法

穿山甲五钱，炒　斑蝥五个，一方无之　乳香五钱　樟脑三钱　没药三钱　防风　莪术　三棱各三钱　草乌生不可，略煨，去皮用

辰砂一钱　木香六分　蜈蚣一条，生　雄黄　硫黄各二钱　麝香一钱

上为末和匀，蕲艾二两，捣烂拌前药，纸卷成如指头大，最要紧硬，听用。咳嗽针璇玑一分，三节骨。小儿惊风针上星、囟会。心痛针中脘。疟疾针神道及肺俞、膏肓或合谷。其余无名肿毒，接痛处针。此针临用，将香燃着，用七八分熏火纸隔定纸上，针刺紧紧按定，久之即愈。

真人活命饮

治一切痈疽肿毒，只是热胜血，阴阳相滞而成，此方极效。

穿山甲三大片，以蛤粉炒，去粉净用　天花粉　甘草节　白芷各一钱　皂角刺五分　贝母一钱，去心　乳香一钱，另研，药熟下　没药五分，另研药熟下　金银花二钱　陈皮一钱五分，去白　当归酒洗，一钱半　防风去芦，七分

在背俞皂角刺为君，在腹白芷为君，在胸加瓜蒌仁二钱，在四肢金银花为君，疔疮加紫河车三钱，即金线重楼，如无亦可。

上用金华好酒二钟，煎一钟，温服。煎法须用大瓦瓶，以纸封固，勿令泄气。服时须辨其痈上下，上则饱服，下则饥服。能饮酒者，再饮数杯。此药不动脏腑，不伤血气，忌酸物、铁器，服后即睡觉，痛定即回生矣。其方神功浩大，不可臆度。此剂当服于终未溃之先，已溃不可服。

一黄散一名阴阳黄

治发背、痈疽、疔疮、恶节，一切无名肿毒、恶疮异症，焮热疼痛，初起未溃者，服之妙。

锦纹川大黄二两，一半炭火煨熟，不可过性了，一半生　大甘草节二两

上为细末，每服一匙，空心温酒调下一二服，以利为度，立效。如无甘草节，终效不速。

秘授消毒散

治一切背发、痈疽、疮毒。

黑牵牛七钱　金银花三钱　当归五钱　贝母二钱　连翘　甘草节　白芷　乳香　没药　槟榔各二钱　川山甲炒成珠，三钱　防风　肉桂各二钱　大黄五钱　僵蚕二钱

共为细末，每用酒调八钱服，如不通，再服八钱，以通为度。但头毒加细辛，手毒加木通，脚毒加木瓜、牛膝。

拔毒丹

治诸般无名肿毒疼痛，作寒作热，背发、痈疽悉皆神效。

穿山甲一钱半，炒　乳香　没药　僵蚕各一钱　雄黄七分　土木鳖　当归各一钱　轻粉五分　大黄五钱　蜈蚣三条　白芷梢一钱

上为细末，鸡鸣时用酒送下一钱，少停又进一钱，通得毒物见效。

忍冬花酒即金银花也

治一切痈疽、发背、疔疮、乳痈、便毒、喉闭、乳蛾等症，不问已溃未溃，用金银花连茎叶，捣烂取汁半钟和热酒半钟热服，甚者不过三五服，即愈。如无鲜者，用干的一二两，水一钟，煎半钟，冲上热酒半钟和服。此二方其药易得，其功甚大，山乡僻邑，无医之处，尤宜知此法，以备不虞。

三音汤

治梅毒、疳疮、便毒，四服其毒即化为脓，从大便泻出，每治诸般肿毒，初起尤妙。

金银花二钱　僵蚕炒，一钱半　赤芍一钱　蜈蚣去头足尾，一个，

焙　甘草节一钱　蒺藜二钱，去刺　连翘　枳壳　归尾各一钱半　大黄虚者三钱，实者五钱　穿山甲一钱，蛤粉炒　皂刺一钱

每用酒水各一钟，煎至一钟服。

神仙蜡矾丸

治消痈疽及肠痈，托里消毒，固脏腑护膜，止疼止泻，化脓生肌，及有遍身生疮如蛇状者尤宜服。

黄蜡真者一两　明净晋矾三两

上先将黄蜡熔开，离火，候少温，入白矾和匀，众手急丸如梧桐子大。每服五十丸，食前酒下，每日二服。如疮未破则内消，破则合口，不过十数服即效。或金石丹药发疽，非此莫能治。更用白矾一两，每服一钱，温酒调下尤妙。若蛇蝎并一切蛇虫所伤，以矾溶化，热涂患处，内更服之，其毒即解。诚外科之要药，服三四两之上，愈见其功。

加味蜡矾丸

专治肠痈、痔漏、瘰疬等症，日夜疼痛，脓水不干，服之神效。

黄蜡一两　白矾一两二钱，枯过为末　辰砂一钱　雄黄　陀僧各一钱

上件共为末，先将黄蜡入铜铫内熔化，再入蜂蜜五钱即一小杯同溶，随入四味末药，搅匀待冷为丸，如梧实大，每服二十丸，或酒送下。

消毒方

番木鳖一钱，油炒　穿山甲一钱，炙酥　乳香七分，炙去油　麝香五厘　木香七分

上药共研细末，为丸，壮年者二次服，寡弱者作三次服。

移毒方

霜打丝瓜一个　蚯蚓数十条，入丝瓜孔内，塞口，火煅为末　乳香　没药各五分　麝香三分　雄黄一钱　蟾酥一分　黄蜡一两

共为丸，每服三分，如毒在上，用甘草麻黄桂枝汤，下移毒在手而散。如中有毒，用羌活独活防风防己姜葱汤，下移毒在臀而散。如下元有毒，用木瓜牛膝羌独活汤，下移毒自足而散，甚妙不可言也。

锭子药

硇砂　轻粉　麝香　雄黄

各为细末，干面糊丸，米粒大，两头尖平，安刀口内，看核大者，放二三锭，各放一口内，外用纸五七重封固，自干后，痛至晚才止，诸人不必慌张。待次早用车药，上车药之后，即上生肌散，乳香、没药、血竭、儿茶、猩红黄丹、辰砂、朱砂八味重罗细末，用鸡蛋数枚，煮熟去白，用黄将麻油少许炒，自然油出，入头发一握，黄蜡不拘，候温，入前药末调成膏，油纸摊，看疮大小，剪去余纸，贴入疮口内，五七日平复，取一核好一个。

敷肿毒

无壳蜒蝣　万年灰　鲜鱼

共捣烂，涂患处即愈。

神效散

贴敷诸疮神效。

厚黄柏去皮，四两　川乌一两

共为末，用漱口水调敷患处，即消。

围疮药

治诸般痈毒。

天花粉　黄柏　草乌　白及　南星　皂角刺　白芷　石膏　郁金　贝母　木鳖子　大黄　甘草　石灰各等分

共为细极末，每用鸡蛋清调敷患处。

雄矾化毒丹

去污生新，神效。

雄黄　白矾煅

二味为极细末掩，但恶肉多，宜多下白矾，污肉少，宜多雄黄。

回阳玉龙膏

性热。

草乌三两，炒　南星一块，煨　军姜[1]二两　白芷一两，不见火　赤芍一两，炒　肉桂五钱，不见火

此方治发背冷，流注四肢，鼓槌风，久损痛痹，风湿，诸脚气冷肿无红赤者，冷痛不肿者，足顽麻，妇人冷热风诸阴证，第一药也。用法详具于后，热药酒调涂。

夫杂病虽见于皮肤手足之间，而必本于五脏六腑。盖脏腑之血脉经络，一身昼夜运行，周而复始。一脏受病，必见于本脏。脉息所经之处，即阴阳分手足之所属也。其病有冷有热，热者易治，冷者难痊。夫冷症必由元阳虚弱，然后风邪得以乘间而入，血气不匀，遂涩于所滞，愈冷则愈积而不散。复加庸医用凉之剂而内外交攻，其病愈笃，鲜有不危者矣。初学者当

① 军姜：疑为“均姜”，即生姜。

观其外之为症，而察其内之所属，表里相应，万无一失。此药有军姜、肉桂足以生血热，血既生，既热而不能散，故反为害。兼以草乌、南星足以破恶气，驱风毒，活生肌，除骨痛，消结块，唤阳气。赤芍、白芷足以散滞血，住痛苦，生肌肉，加以酒行药性，散气血，十分冷症未有不愈。端如发寒灰之焰，回枯木之春。大抵病冷则肌肉阴烂，不知痛痒。其有痛者又多附骨之痛，不除则寒透髓，非寻常之药所能及。惟此大能逐去阴毒，迎回阳气，住骨中痛，且止肌肉皮肤之病，从可知矣。但当斟酌用之，不可大过，则为全美。治疗加减，疏举如上。

冲和膏

治冷热不明，用之茶酒随症。

川紫荆皮五两，又名红内消　赤芍炒　独活不用节，炒。各二两　白芷不见火，一两　木蜡加减炒，即石菖蒲

夫痈疽流注杂病，皆因气血凝滞而成，或遇湿即生，遇凉即死。生则散，死则凝。此药温平，紫荆皮乃木之精，能破气逐血消肿；独活乃土之精，能止风动血，引气拔骨毒，去痺湿气，更能与木蜡破石肿坚硬；赤芍乃火之精，能破血住痛去风；木蜡乃水之精，能生血住痛，消肿破血散血；白芷乃金之精，能去风生肌止痛。盖血生则不死，血动则流通，肌生则不烂，痛止则不掀作，风去则血自散，气破则硬可消，毒自散，五者交攻，病安有不愈乎？

凡病有三症，医有三法。如病极热，前方中可多紫荆皮、木蜡，少用三品，亦能消散，但功少迟耳。如病极冷，此方微加赤芍、独活，亦活血而消之，功亦稍迟，而不坏病。

凡热势太盛，切不可用酒调，但可用葱泡汤，调此药热敷上，葱亦能散气故也，血得热则行，故热敷也。如病稍减，又

须酒调，酒能生血，遇热则血愈生，酒又能行血，遇温则血愈行矣。

疮面有血泡成小疮，不可用木蜡，恐性黏，起药时生受，宜用四味先敷，后用木蜡盖在上面，伏过四围，以截助攻之血路。凡敷药皆须热敷，干则又以元阳湿透之，使药性温蒸而行，病自退矣。

如用正方，四面黑色不退，疮口皆无血色者，是人曾用冷药大过，不可便用玉龙膏。盖肌未死也，恐药力紧添痛苦，宜以此方加肉桂、当归以唤起死血，自然黑晕退，见功效，血回即除，加药只以正方取效。

如用正方，痛不住，可用酒化乳香、没药于火上使溶，然后将此酒调药，热涂痛止。

流注，筋不伸者，可于此方加乳香敷之，甚能伸筋如故。

如疮口有赤肉突出者，其证有三，一是着水，二着风，三是刀破后刀口翻突。宜以此方加少南星以去风，用姜汁酒调，其不消者，必是庸医以手按出脓核大重，又以凉药凉了皮，以至如此。若拔以热药，则转糜烂，此又有焉。宜用白矾、朴硝二味为末敷之，次日用硫黄掺之外，服荣卫加对金饮，外贴冲和膏。

如病势热盛者，不可使用凉药。热盛则气血壅会必多，太凉则血退不彻，返凝于凉，故宜温冷相半用之。血得温则动，挟凉则散，可用此方加封停洪宝丹，用葱汤调敷涂贴效。

此方乃发背、流注之第一药也。学者通变妙用，表里相应，则病在掌握之中。但发背甚者，死生所系。惟此药功最稳重，终始可恃，决无变坏。若发之轻者，草医亦能取效。然有变症，流弊之患，此无他，发于阴则非草医之可治矣。岂如是剂，兼阴阳而并治，夺造化之神功哉？至如流注一疾，虽不能死人，而十有八九为废疾流连，死亦随之。纵有医之能愈，亦必半年周岁之后，方见其效，此乃百中之一，然终为残弱之身矣。惟吾此泒仙方，药奇效速，万不失一，端有起死回生之效，非吾所能尽述矣。夫流注乃伤寒之余毒也。故有表未尽者，余毒容于经络，气血不匀，则为热流注。所谓医之能愈者，热也。热病稍见，有表散太过，气血衰者，余毒流入腠理，或疏或密，为冷流注。所谓医之不能愈者，冷也。冷病常多，故伤寒表未尽者，非特为热症而已。其余毒亦多冷症，皆原于肾经，故作骨疽。冷则气愈滞，而血愈积，故但能为肿不能为脓。若医者投之以凉剂，则所谓冷其所冷，而阴死于阴，惟有坏烂肉腐，毒气着骨而为骨痈，流为废疾，故曰骨痈者流注之败症也。又曰骨痈非流注之罪，乃医者凉剂之过。夫流者，动也；注者，注也。气流而滞，则血注而凝。气为阳，血为阴，阳动则阴随，气运则血行。吾所以能移流注于他处而散之者，取其能动故也。动则可移，阳既移而动矣，阴岂能独住而不随之乎？是故以独活引之，以其性能动荡于气血也。引之一动，则阴阳调和，不能为脓，如散之于所移之处，势必然矣。

流注在背膊腰腿紧要之处，当用此方，厚敷患处。却单用一味独活末酒调热涂一路，其尽处以玉龙膏诱之，此移法也。使血气趋于他所，聚于无紧要处作脓，又或消之。若已成脓，则引不下，急将此药拔之，出毒气免作骨疽。如庸医用了凉药，犯针刀使成骨痈，非药所愈，又待其碎骨出尽方愈。若怯用针刀取之，则用玉龙膏，治法在后。若正骨出，依法治之，副骨出亦可安。

一方

用白芷、紫荆皮酒调以内消初生痈肿，名一胜膏。

又方

只用赤芍、木腊、紫荆皮作箍药，名三胜膏。

一方

治大人、小儿偶含刀在口，割断舌头，已垂落而未断。用鸡白软皮袋了舌斗上，用破血丹蜜调，涂舌根断血，却蜜调和蜡，稀稠得所，调此正方，敷在鸡子皮上，取性软薄能追药性故也。如在口溶散，勤勤添敷三日，舌接住，方去鸡皮，只用蜜蜡调药，勤勤敷上，七日全安。学者观此，通变活法，妙用不在师傅。如无速效，以金疮药，参错治之，尤妙。

治痈肿未成脓，不可便用洪宝丹敷贴头上，恐为冷药。一冰血凝不消，不能成脓，反能烂肉，只用此方敷贴。如不消，欲其成脓，却以玉龙膏贴痈头以燥之。次用此正方，四围用洪宝丹箍住，以截新潮之血。又若病未甚，冰于凉药者，玉龙之下不用此方，止以洪宝丹围之。

如救坏病未见，可用玉龙膏，只用此方，自然稳当，免病人苦楚。

发背初生未成，单用紫荆皮末，酒调箍住，自然撮细不开，服药只用柞木饮子，乃救贫良剂。

此方加南星、草乌三分之二，热酒调敷诸痈，可溃脓不痛，单用玉龙膏，又要洪宝箍住，不若此方更妙。

狂狗咬人，单用紫茭砂糖调涂留口，金丹退肿，嚼杏仁置口中去毒。

一法加南星、草乌二味，与此方各一半，热酒调敷，可治久损，至妙至妙。

小儿软疖，用此方加军姜酒调敷，若初发只用此方，酒敷成脓而止。若初发之时，用紫荆皮、木蜡酒调，可以必消，切不可用洪宝丹。

熛疽，心火热毒也，见于五心，痛不可忍，其状如泡。

神仙太乙膏

治痈疽及一切疮毒，不论年月深浅，已成脓未成脓者，并宜用之。如发背，先以温水净洗，软帛拭干，用绯绢摊贴之，更用冷水送下。其膏可收十余年不坏，愈久愈烈。又治瘰疬，并用盐汤洗贴，仍用酒下百丸。妇人经候不通作丸，甘草汤下。一切疥疮，用麻油煎滚，取少许和膏涂之。虎、犬、蛇、蝎、汤火、刀斧伤者，皆宜内服外贴。

赤芍药　玄参　白芷　当归　肉桂　生地黄　大黄各一两

上切片，用麻油二斤，入铜锅内煎至黑，滤去渣，入黄丹十二两，再煎滴水，捻软硬得中，即成膏矣。

制丹法

用黄丹先炒紫色，倾入缸内，用滚水一桶泡之，再汲凉水满缸，用棒常搅，浸一宿，去水再炒，如前一次，研末用。

按陶节庵云，予曾用此膏，治疮毒并内痈有奇效。一妇月水不行，腹结块作痛，贴脐下，经行痛止。随症外贴内服，无有不效者。杨梅疮溃烂者尤效，愈见此方之妙也。

神应万效膏

治一切风气肿毒诸病，按穴贴之。先用姜擦肤热，贴上膏药，又用热瓦熨之效。

香附子　石南藤　草乌　乌药　苦参　五加皮　白蒺藜

枳壳　槟榔　独活　京三棱　白鲜皮　羌活　牛膝　川芎　凤毛草　海桐皮　桔梗　防风　莪术　寻风藤　血见愁　归尾　大黄　玄参　蒲公英　雷公藤　黄芩　连翘　丹参　皂角刺　苍耳子　苍术　乌头　松节　黄药子　羊蹄根　茄根　荸荠　白及　土牛膝　忍冬藤　天花粉　桑白皮　白蔹　威灵仙　天南星　玄胡索　芫花　射干　紫背天葵　红芽大戟

第一次五十二味，计药五斤，为片，入香油十二斤，浸一夜，方熬煎。以槐柳桃枝搅动，煎至焦枯，捞去渣，再熬油滴水不凝，方入第二项药煎熬。

第二次药

金银花　穿山甲　官桂　杏仁　桃仁　蓖麻子　香白芷　藁本　郁金　蛇蜕　五灵脂　青木香　自然铜　蜈蚣　蛤蟆　马蹄细辛

第二次十六味，慢火煎焦，去渣滤净，再入锅，煎油一炷香，入黄丹五斤，无名异一斤，蛇含石八两，俱为极细面，继续添入，搅之滴水成珠，摊纸不渗为度，取放地上半热，入第三次药。

第三次药

麝香五钱　樟脑八两　乳香四两

搅匀，分十器盛之，过三宿，摊贴患处，先用姜盐搓热贴上，再熨为妙。

殷阁老定痛膏

贴久溃之疮，即愈。更贴火疮，尤妙。

香麻油一斤　当归身二两　生地黄二两　甘草一两

四味煎焦枯，去渣，以棕绵滤净，再入净锅煎熬，滴水不散，入黄丹半觔。又慢火熬，滴水沉聚，取起，少顷入白蜡、黄蜡各一两，微火熬成，取起少定，入乳香、没药各五钱，搅匀，置磁器，过三宿可贴。

万应紫金膏

专治一切诸风百损，无名肿毒，瘰疬臁疮，悉皆神效。

真桐油一斤　密陀僧五两，将火煅过，为极细末

先将桐油慢火熬定，陆续将密陀僧末轻轻掩入，慢火煎熬，以牵长丝不断为度，后入

五倍子五钱　乳香　没药　血竭　儿茶各三钱　破网巾灰五钱　轻粉一钱　麝香半分　檀香二钱　木香　龙骨各二钱　雄黄五钱　干姜二钱　水粉　银朱各三钱　水银与硫①黄同擂　黄蜡　白蜡　羌活各五钱　樟脑三钱

上为细末，退火后陆续添入。但黄白二蜡要当先同煎，待冷收贮听用。各样细药加减，随入油一斤，密陀僧六两为妙。

没药膏

治一切痈疽、发背、疮疖、伤折跌坏，去脓生肌止痛，极效。

麒麟竭②　明乳香　没药各一钱，研末　当归去芦　杏仁　木鳖仁各五钱　油乱发二两　黄丹六两

上用油一斤，石器内或砂锅内，露天下炼油令热，先下四味粗药，慢火熬黄焦，药耗五分，离火，用绵滤去渣，再入锅下黄丹，以新柳条十余根不住手搅，候黑色滴水成珠不散，软硬得宜，取出火，入三味细末，在内搅匀，磁器盛住，盖之，放地上合一宿，退火毒用之，立效如神。

---

① 硫：原作“流”，据中药药名统一改。

② 竭：原作“碣”，据中药药名统一改。

千槌膏

松香明净者，不拘多少，为末，蓖麻子仁同入石臼内，捣烂成膏。如稀则加松香，如稠则加麻仁，须要稀稠得所。取出入水中，扯拔数次。再入乳香、没药、血竭、儿茶，各为末少许，顽疮加轻粉、龙骨，再搅令匀，磁器收贮。每用时，重汤化开，绵帛摊上患处，神效。

秘传神效十灰膏

专治瘰疬、瘿瘤、黑痣、痔漏、痈疽、背发、毒疮要去者，此烂药之第一也。

荞麦稿一斤　敷盐柴　芝麻梗各一斤　桐柴　楤柴　黄荆柴一斤　死笋竹　桑柴　豆稿各一斤

上件俱不用叶，俱用柴身，烧过，待火子成灰，然后将马蓼五斤，煎水一桶，去滓，将前十灰淋出溓来，又将溓水打入灰内，又淋下来，如此十余度，无非只要溓出尽为度。再取此溓水入锅，火煎成膏样，干至三碗，即入矿灰二三两。入内看膏多少用灰，下灰之时，即要去火搅匀，收贮磁罐内。要紧紧扎，不可走气。不然不中久用，又不可大张满了，恐引水上升，此亦是法。下灰入膏，不可大干了，要如砂糖样，又不可太清了。用时将津液调搽患处即烂，不可搽好肉。又可点痣，即要点些在痣上，即时红肿疼痛，再加药点上二三次，痣即去矣。此膏大能医痔，去毒肉，去瘿瘤，大有神效。此药外科之领也，不可轻传，切宜慎之。

六生膏

专贴跌打损伤，痰火。

生南星　生半夏　生姜　生葱　生蒜　生双禄即野苋菜根，

各半斤

先用水五碗熬汁，后用麻油一斤，入陀僧三四两，久搅，滴水成珠，听用。

保真膏

此膏药保精无漏，能养灵龟不死，通二十四道血脉，却老固体全形，海水常盈，强精壮气，百战百胜。老人用之返少回童，且收小水。又喜交接不泄，可御[1]十女，要泄候妇人经脉住日，去其膏药即泄，随即有孕。若用此药，百无禁忌。

赤石脂　天麦冬　熟地黄　硫黄　木香　生地黄　母丁香　肉苁蓉酒浸洗　沉香　肉桂　蛇床子　谷精草　阳起石　没药另研　鹿茸　川续断去芦　木鳖子去壳　远志去心　杏仁去皮尖　虎骨　龙骨　菟丝子　牛膝已上各二钱　附子不去皮　乳香五钱，另研　甘草二两，炙　明净松香二两，另研　蟾酥一钱，另研　雄黄四钱，另研　麝香一钱，另研

上药须用真正药，研为极细末。用水六斤四两，用桑柴火慢烧砂锅内。先将甘草末煎沸六七次，后下松香末，煎沸六七次，滤去滓。然后余药末节次都下砂锅内，慢火熬，用槐柳枝搅不住手，滴入水中成珠者是，休教火大了，提起下诸香没药。如法再搅，搅温了下麝香、蟾酥。又搅匀，用磁罐收贮。以重布封口，去火毒。每用五钱，重用红绢扯均。先将腰腹洗垢腻，然贴药后，用锦帕系定，妙不可述。熬煎忌鸡、犬、妇人厌之。

贴脐膏

治男子遗精、白浊，女子赤白带、崩漏等症。

---

① 御：原作“遇”，据上下文义改。与女子同居。

大川芎　当归　白芍　地黄　人参　牡丹皮　白术　白苓　黄芪　厚桂　泽泻各二钱　大附子　知母各四钱　黄柏三钱　干姜　北细辛　胡芦巴　白芷　远志　巴戟　菟丝子　蛇床子　故纸　苁蓉　锁阳　木鳖子　蓖麻子　龙骨　石枣　山药　杏仁各四钱

用水煎去渣，至大半干，入油四两，桃柳枝搅不住手，搅水干，入密陀僧极细末一两半，成膏后入龙骨一钱五分，麝香一分，樟脑一钱五分。

万灵膏

贴百毒，专治鹤膝风、疰疾、梦遗、风眼、背发、走肚。

穿山甲　当归　白芷　陈皮　大风子　栀子　黄柏　黄芩　木鳖子　大黄　木通　枳壳　蓖麻子　荆芥　赤苓　苍术　桔梗　蛇床子　柴胡　前胡　羌活　独活　凤凰衣　猪苓　泽泻　苦参　玄参　女人发　沙参　丹参　姜虫　全蝎　何首乌　蝉蜕　蒺藜　川乌　草乌　白花蛇　赤芍　厚朴　青皮　乌药半夏　知母　甘草各六钱　乳香　没药　赤石脂　血竭　儿茶　龙骨　铜绿　海螵蛸　硼砂　樟脑　轻粉　雄黄　朱砂　人参各一钱　黄丹半斤，炒　黄白蜡各五钱　麻油一斤

先将粗药浸油二日，入锅内煎枯，滤去渣后，将铅粉、陀僧、黄丹、蜡五味放入油内，搅不住手。搅成膏方下细药，入锅滴水成珠方妙，取出倾入水内退火毒，取起摊贴。

秘传生肌散

不问诸毒，俱用。

赤石脂　龙骨少许　轻粉　黄丹　乳香　鸡蛋黄一个　没药　血竭　儿茶　黄蜡　猫儿骨烧灰，三钱　白蜡　磨镜陈布烧灰，三钱

上为细末，筛过，用好磁罐盛之。

绝妙生肌散

专治远年近日恶疮、漏痔、深坑不满肉者，神效。

将出抱鸡子一个存性　鳝鱼骨一两，存性　乳没去油，各二钱　石膏煅，五钱

上为细末，先用枫树子煎水洗，后干掩，紧紧扎三日一换，甚者加儿茶二钱，轻粉二钱，神效。

合口散

治诸般痈毒、背发、疮疽，经久不合口。

用桑条搅蜘蛛网，如绵纱匡子大，将灯火蜡之，即将鹅毛刷下灰，以纸乘频蜡频刷下，收灰。每遇未合口者，先将麻油及水各一盏，火煎过，将鹅毛洗净败肉，方将灰掩上。

校注后记

1. 龚居中生平简介

龚居中（1568—1644），字应圆，号如虚子、寿世主人，江西金溪人。明代晚期太医院医官，约生活在明万历至崇祯年间。毕生习医，精通医理，临床经验极为丰富，擅长内、外、妇、儿诸科。

2. 版本源流考辨

通过查阅《宋以前医籍考》《中国医籍考》《中国中医古籍总目》《中国医籍通考》《中国医籍大辞典》和《中国丛书综录》等目录学著作，其记载现存最早的主要版本有清顺治十八年辛丑（1661）冬月同德堂刻本、清顺治十八年辛丑（1661）天德堂刻本、清顺治十八年辛丑（1661）醉耕堂刻本、清光绪十四年戊子（1888）福善堂主人据清顺治刻本抄本、清宣统二年庚戌（1910）吴郡志云居抄本。

校注者曾两次到苏州、上海和北京等几家图书馆实地调研考察，未发现明刻残本，《外科活人定本》现存最早的版本是清顺治十八年辛丑（1661）的3种刻本：清顺治十八年辛丑（1661）同德堂刻本、清顺治十八年辛丑（1661）天德堂刻本、清顺治十八年辛丑（1661）醉耕堂刻本。这3种同年刻本除少数地方个别字、词不同外，其刊刻者序言和主要内容完全一样。还调研了清宣统二年庚戌（1910）的吴郡志云居抄本《外科活人定本》，藏书于苏州市图书馆和苏州大学医学院图书馆。

校注者认真查阅中医文献资料，确定《外科活人定本》从未校注过，也非善本。亦未见与本书存在同书异名问题，其手抄本也是同名，如吴郡志云居抄本《外科活人定本》。

3. 体例及内容介绍

《外科活人定本》无原作者序跋，其周序为刻书者周亮节所作序，有目录，分为四卷，几乎囊括了所有中医外科的病证。

卷一首叙调治心法，阐发经义，概述疮疡病因、病机、治则和辨证等，次为秘传口诀，十善、十恶证候，服药性、搽药性、敷药法及外科常用药方，继按图形分述脑发、痄腮毒、发背、骑马痈、对口发、搭手、鬓发、肩发等约30种病证。

卷二乃按图形分述赤面疔、蝼蛄三串、赤面风、上眼丹、下眼丹等约50种病证。

卷三述瘿瘤、疮癣、流注、大麻风、杨梅疮诸病，及头面、耳、鼻、口舌、牙、喉诸疮症图形。

卷四叙述杖疮、折伤、破伤风等疾病，及误吞、诸刺、中毒、虫兽伤等。

卷末附经验通用方32首。

4. 学术思想研究

《外科活人定本》自问世以来，从未校注过。此次校注，笔者查阅了《中国生物医学文献数据库》（CBM）、《中国期刊全文数据库》（CNKI）、《中文科技期刊数据库》（全文版）和万方《中华医学会数字化期刊》，没有查到有关《外科活人定本》研究的论文报道。《中国医籍通考》中甚至没有此书的书名及内容提要。只有《中国医籍大辞典》对本书作了简略介绍，但对其学术价值未作任何评论。故迄今为止，亦未见有关本书的学术研究论文发表。其他中医目录学、文献学、医学史及外科专著等均未见有关此书的介绍。

《外科活人定本》为中医外科学专著，系编撰者大半生临床经验总结，其学术价值主要体现在以下几个方面。

（1）强调辨病与病因病机

辨证论治是中医学的两大基本特点之一，也是中医学的优势所在和精髓实质。《外科活人定本》比较充分地体现了中医学这一基本特色。本书重视辨证与病因病机，寒热、表里、虚实、阴阳辨证相结合，其“调治心法”分别作了阐述。本书以痈疽为例，指出发病原因乃内有郁热蕴蓄，外感湿热浸淫，致气血壅滞而成。临床需根据各种表现特征，以辨别痈疽、疔疮、疖癣等外科诸病之归属，再在此基础上提出要认真进行阴阳、虚实、寒热辨证。指出：“凡治痈肿，先辨虚实，不过阴阳二证而已。发于阳者为痈，为热为实；发于阴者为疽，为冷为虚。”而对于外科病证的善恶、顺逆和预后及医嘱本书也都一一作了阐述：十善证候为“眼明语真，饮食不减，身无潮热，红色肿起，盗汗无侵，不烦不渴，脉洪应指，痛不可忍，药攻即出，颜色如常”。十恶证候为“眼花乱语，饮食呕吐，浑身潮热，疮口黑色，盗汗不止，心烦口渴，痰涌咳嗽，不痛不红，大便泄泻，臭不可闻”。这些论述语言朴素，简明扼要，对于外科临床治疗及预后判定具有重要指导意义。

（2）内外兼治，颇切实用

《外科活人定本》作者大半生精心专攻外科，临床随证施治，通常达变，疗效显著。本书刊刻者序言云“《外科活人定》一书，出自龚应圆先生所著，一方一论，皆为独得”。作者根据多年临证经验撰写本书，集方药数十首。全书内容安排有序，结构严谨，论述清楚。本书对每一个病证病因病机、诊断和鉴别诊断、治法和用药及禁忌等方面的论述，既十分严密，又论据充分，且详略得当，主次分明。对于外科病证提倡内服与外治相结合，多种方法并治是其特色和亮点。如对痔漏的治疗，其内服、外敷及以艾隔蒜灸体现了内外兼治、多种手法并用的综合治疗原则。

本书对每一病证的治法方药论述周详。先对发病原因、病机变化、临床特征扼要论述，再列举相应治法，着重阐述内服外治方药应用，强调外科病证应分辨轻重缓急予以施治，针对性和实用性较强。其卷一“服药性”“搽药性”对于112味中药的功效作了准确论述。对于内服药的组方、煎服法，膏、丹、丸、散等的制作及使用注意事项都交代清楚，具有较强的操作性。如卷一中的“插定法”，“宜横不宜直，宜浅不宜深，看定毒大小，方可下刀针”，便是明证。

（3）方剂广收博采，并自创验方

本书方剂适应证论述清楚，药物组成、治法、煎服及外用法内容完整，可操作性强。作者广搜博采前人，并结合临床实践加以发扬光大。其方剂来源广泛，涉及数十种医学文献。其中许多首方剂可治多种病证，作者在论述时，详略得当，避免了与前述病证之重复，表现出作者较高的著述水平和写作能力。

对外用膏丹丸散，每方先述适应病证，再列药物组成、制法及用法。其对制法论述周详，非亲操作者不能如此说明，可见作者既重理论，更重实践。

书中所载几十首方剂未从其他文献中查到，估计是作者收集他人方或自创方。

（4）治法多样，用药广泛

本书涉及中医外科范围广泛，特别表现在治疗方法上，在至今存在的中医外科文献中无法找到，很多方药也未见于其他中医方书，且论述不少特殊药物治疗各种外科病证，应是其临床经验所得，实属难能可贵。如书中出现的江子、推车客、百草霜、金银箔、青橘叶、土乌药、雁油、独角乌柏根等，这在较大的程度上丰富了外科病证的选方用药范围，拓展了临床治疗的空间。

还需一提的是，本书配以7幅插图，做到了图文并茂，形象直观。不少地方采用箴、骈文和诗词等多种形式表达辨证论治外科病证的内容，生动有趣，便于记诵和流传。

总 书 目

医 经

基础理论

伤寒金匮

伤寒论类方
伤寒论特解
伤寒论集注（徐赤）
伤寒论集注（熊寿试）
伤寒微旨论
伤寒溯源集
订正医圣全集
伤寒启蒙集稿
伤寒尚论辨似
伤寒兼证析义
张卿子伤寒论
金匮要略正义
金匮要略直解
高注金匮要略
伤寒论大方图解
伤寒论辨证广注
伤寒活人指掌图
张仲景金匮要略
伤寒六书纂要辨疑
伤寒六经辨证治法
伤寒类书活人总括
张仲景伤寒原文点精
伤寒活人指掌补注辨疑

诊　　法

脉微
玉函经
外诊法
舌鉴辨正
医学辑要
脉义简摩
脉诀汇辨
脉学辑要
脉经直指
脉理正义
脉理存真
脉理宗经
脉镜须知
察病指南
崔真人脉诀
四诊脉鉴大全
删注脉诀规正
图注脉诀辨真
脉诀刊误集解
重订诊家直诀
人元脉影归指图说
脉诀指掌病式图说
脉学注释汇参证治

针灸推拿

针灸节要
针灸全生
针灸逢源
备急灸法
神灸经纶
传悟灵济录
小儿推拿广意
小儿推拿秘诀
太乙神针心法
杨敬斋针灸全书

本　草

药征
药鉴
药镜
本草汇
本草便
法古录
食品集
上医本草
山居本草
长沙药解
本经经释
本经疏证
本草分经
本草正义
本草汇笺
本草汇纂
本草发明
本草发挥
本草约言
本草求原
本草明览
本草详节
本草洞诠
本草真诠
本草通玄
本草集要
本草辑要
本草纂要
药性提要
药征续编
药性纂要
药品化义
药理近考
食物本草
食鉴本草
炮炙全书
分类草药性
本经序疏要
本经续疏
本草经解要
青囊药性赋
分部本草妙用
本草二十四品
本草经疏辑要
本草乘雅半偈
生草药性备要
芷园臆草题药
类经证治本草
神农本草经赞
神农本经会通
神农本经校注
药性分类主治
艺林汇考饮食篇
本草纲目易知录
汤液本草经雅正
新刊药性要略大全
淑景堂改订注释寒热温平药性赋
用药珍珠囊　珍珠囊补遗药性赋

方书

医便
卫生编
袖珍方
仁术便览
古方汇精
圣济总录
众妙仙方
李氏医鉴
医方丛话
医方约说
医方便览
乾坤生意
悬袖便方
救急易方
程氏释方
集古良方
摄生总论
摄生秘剖
辨症良方
活人心法（朱权）
卫生家宝方
见心斋药录
寿世简便集
医方大成论
医方考绳愆
鸡峰普济方
饲鹤亭集方
临症经验方
思济堂方书
济世碎金方
揣摩有得集
亟斋急应奇方
乾坤生意秘韫
简易普济良方
内外验方秘传
名方类证医书大全
新编南北经验医方大成

临证综合

医级
医悟
丹台玉案
玉机辨症
古今医诗
本草权度
弄丸心法
医林绳墨
医学碎金
医学粹精
医宗备要
医宗宝镜
医宗撮精
医经小学
医垒元戎
证治要义
松厓医径
扁鹊心书
素仙简要

慎斋遗书

折肱漫录

济众新编

丹溪心法附余

方氏脉症正宗

世医通变要法

医林绳墨大全

医林纂要探源

普济内外全书

医方一盘珠全集

医林口谱六治秘书

识病捷法

温　病

伤暑论

温证指归

瘟疫发源

医寄伏阴论

温热论笺正

温热病指南集

寒瘟条辨摘要

内　科

医镜

内科摘录

证因通考

解围元薮

燥气总论

医法征验录

医略十三篇

琅嬛青囊要

医林类证集要

林氏活人录汇编

罗太无口授三法

芷园素社痎疟论疏

女　科

广生编

仁寿镜

树蕙编

女科指掌

女科撮要

广嗣全诀

广嗣要语

广嗣须知

孕育玄机

妇科玉尺

妇科百辨

妇科良方

妇科备考

妇科宝案

妇科指归

求嗣指源

坤元是保

坤中之要

祈嗣真诠

种子心法

济阴近编

济阴宝筏

秘传女科

秘珍济阴
黄氏女科
女科万金方
彤园妇人科
女科百效全书
叶氏女科证治
妇科秘兰全书
宋氏女科撮要
茅氏女科秘方
节斋公胎产医案
秘传内府经验女科

儿　　科

婴儿论
幼科折衷
幼科指归
全幼心鉴
保婴全方
保婴撮要
活幼口议
活幼心书
小儿病源方论
幼科医学指南
痘疹活幼心法
新刻幼科百效全书
补要袖珍小儿方论
儿科推拿摘要辨症指南

外　　科

大河外科
外科真诠
枕藏外科
外科明隐集
外科集验方
外证医案汇编
外科百效全书
外科活人定本
外科秘授著要
疮疡经验全书
外科心法真验指掌
片石居疡科治法辑要

伤　　科

正骨范
接骨全书
跌打大全
全身骨图考正
伤科方书六种

眼　　科

目经大成
目科捷径
眼科启明
眼科要旨
眼科阐微
眼科集成
眼科纂要
银海指南
明目神验方
银海精微补

咽喉口齿

养　生

医案医话医论

养性轩临证医案

养新堂医论读本

祝茹穹先生医印

谦益斋外科医案

太医局诸科程文格

古今医家经论汇编

莲斋医意立斋案疏

医　史

医学读书志

医学读书附志

综　合

元汇医镜

平法寓言

寿芝医略

杏苑生春

医林正印

医法青篇

医学五则

医学汇函

医学集成

医学辩害

医经允中

医钞类编

证治合参

宝命真诠

活人心法（刘以仁）

家藏蒙筌

心印绀珠经

雪潭居医约

嵩厓尊生书

医书汇参辑成

罗氏会约医镜

罗浩医书二种

景岳全书发挥

新刊医学集成

寿身小补家藏

胡文焕医书三种

铁如意轩医书四种

脉药联珠药性食物考

汉阳叶氏丛刻医集二种